骨科手术麻醉与临床护理

主 编 田 彦 潘 恒 罗 科

张成华 杨 扉 李 伟

汕頭大學出版社

图书在版编目（CIP）数据

骨科手术麻醉与临床护理 / 田彦等主编 . -- 汕头：
汕头大学出版社，2023.12
ISBN 978-7-5658-5202-2

Ⅰ．①骨… Ⅱ．①田… Ⅲ．①骨科学－外科手术－麻
醉学②骨疾病－外科手术－护理 Ⅳ．① R68 ② R473.6

中国国家版本馆 CIP 数据核字（2024）第 004107 号

骨科手术麻醉与临床护理
GUKE SHOUSHU MAZUI YU LINCHUANG HULI

主　　编：田　彦　潘　恒　罗　科　张成华　杨　扉　李　伟
责任编辑：陈　莹
责任技编：黄东生
封面设计：刘梦杳
出版发行：汕头大学出版社
　　　　　广东省汕头市大学路 243 号汕头大学校园内　邮政编码：515063
电　　话：0754-82904613
印　　刷：廊坊市海涛印刷有限公司
开　　本：710mm × 1000mm　1/16
印　　张：11.75
字　　数：200 千字
版　　次：2023 年 12 月第 1 版
印　　次：2024 年 3 月第 1 次印刷
定　　价：88.00 元
ISBN 978-7-5658-5202-2

前　言

　　现代科技的发展，不断推动着医疗行业的发展，也促成了很多骨科技术逐渐走向成熟。尤其是经过近十多年的发展，各个骨科的医疗技术不断革新，包括创伤、脊柱、肿瘤等，相继涌现了很多高精尖的新技术、新疗法、新药物、新器械，可谓是百花齐放，进入了蓬勃发展的现代骨科医疗发展阶段。作为骨科大夫，必须不断地学习，不断地超越自我，才能与时俱进，适应日新月异的医疗大环境。为帮助广大骨科医务同仁更好地掌握骨科手术的基本知识，提高对现代骨科手术技术的认识，我们组织国内知名骨科专家编写了此书。

　　骨科手术涉及范围广，难度大，设备多，器械耗材种类繁杂，这对手术麻醉和护理提出了更高的要求。为了提供优质的麻醉与手术护理配合，本书系统介绍了骨科专科的基础知识，专科领域的新理念和新进展，详细阐述了骨科专科手术的麻醉与配合要点，层次分明、清晰直观、操作规范，对手术室骨科麻醉和专科护理临床操作具有实践性指导意义，可作为手术室人员的参考书。本书内容主要包括骨科手术基本护理、骨科手术护理程序、骨科手术麻醉配合、创伤骨科手术麻醉和护理、其他骨科手术麻醉与护理、老年骨科的护理。

　　由于专业知识和技术资料浩瀚如海，实践的经验也在不断积累与更迭，本书内容及观点或有不足、不妥之处，敬请批评指正，不吝赐教。

目　录

第一章　骨科手术基本护理

第一节　骨科基本手术技术护理

一、骨膜剥离技术

骨膜是骨表面除关节外所被覆的坚固的结缔组织包膜，在骨端和肌腱附着部位的骨膜，非常致密地附着在骨上，不易剥离；其他部位的骨膜厚，则容易从骨上剥离。骨膜有内外两层，外层由胶原纤维紧密结合而成，富有血管、神经，有营养和感觉作用；内层也称形成层，胶原纤维较粗，有成骨细胞整齐排列，具有造骨的功能，参与骨的生长，对于骨的断裂愈合有重要作用。骨科手术中常因内固定或游离骨移植时需对骨膜进行剥离。

骨膜剥离通常从肌间隙进入暴露至骨膜后，骨膜外无肌肉、肌腱、韧带等附着的骨干时，可直接纵轴切开骨膜，用骨膜剥离器游离骨膜，行骨膜下剥离；若近关节处常有肌腱、韧带附着的做骨膜下有限剥离，并将肌腱和肌肉起止点连同骨膜一起剥离并掀起，内固定结束后需将已剥离骨膜与未剥离骨膜进行缝合固定，恢复肌腱及肌肉功能。

二、骨折患者的骨膜剥离

骨膜动脉是重要的供血系统之一，对骨痂的早期形成起着重要作用，良好的骨膜血供是保证骨折愈合的必要条件。骨折时造成经骨膜进入骨内的营养血管及中央管断裂，断端血运不良，不但影响骨折端修复组织生长，而且会造成断端骨坏死，直接影响骨的愈合。

因而在骨折患者的手术中应尽量少地剥离骨膜，但如果在骨折部位有部分软组织嵌入骨折端，造成复位困难，这时一般采用有限骨膜剥离方法，主要在骨折周围进行，达到骨折复位后即可，再采用锁定钢板或髓内钉技术固定。

三、游离骨移植的骨膜剥离

游离骨移植常来源于患者自身，常取自胫骨、腓骨或髂骨，上述3处可分别提供皮质骨、整块骨和松质骨。

（一）胫骨游离骨块的切取方法

充分暴露至骨膜，直接切开骨膜，以骨膜剥离器向内外侧剥离骨膜，暴露胫骨嵴至胫骨内侧边缘之间的整个胫骨面。为更好地显露切口两端，可加切两端横切口，使骨膜切口呈"I"形。在取骨之前，先在预定的取骨区四角各钻1个孔，然后以单片锯斜行切断骨皮质，这可保留胫骨的前缘及内侧缘，然后将骨块从骨床上撬起，根据缺损大小修整骨块。取骨时，不要超过4个边角骨孔的范围，特别是在两端的宽度范围，否则供骨区强度会明显减弱，增大日后发生骨折的概率。

（二）腓骨游离骨块的切取方法

暴露到骨膜，行骨膜下剥离，并将腓骨肌向前翻转。用骨膜剥离器由腓骨远端向近端剥离，直到腓骨上部斜行肌肉起点，在取骨区上下两端各钻几个孔。用咬骨钳少量多次咬除骨质连通骨孔，否则腓骨骨块易出现碎裂，也可使用线锯、电动摆锯等切割。注意腓骨近端取下腓骨骨块后，需将股二头肌肌腱和腓侧副韧带与邻近的软组织缝合固定。

（三）髂骨游离骨块的切取方法

沿髂嵴在皮下的边缘做切口，直切至髂骨。如需要带有一侧骨皮质板的骨松质骨块，仅需剥离外侧或内侧髂骨板表面的肌肉并行骨膜下剥离，切取髂骨内侧骨板和骨松质，可保持良好的髂骨外形。如需切取全层骨块也需从髂骨内侧骨板剥离髂肌。若需从髂骨外侧切取骨皮质，常以骨凿或动力摆锯切割出取骨范围，再以宽骨凿轻轻撬取骨块。取骨后，需将骨膜和肌肉起点确切对合，行牢固的间断缝合。

四、肌腱固定技术

肌腱断裂和缺损是常见病，为恢复及重建肢体、指、趾的功能，常需将肌腱与骨进行牢固固定。下面介绍5种常用的肌腱固定技术。

（一）肌腱与骨固定

首先在肌腱末端穿置一缝线，并将肌腱拉直牵向远端，确定肌腱固定点。在此点的稍远端骨上行横行钻孔。肌腱两侧的缝线交叉穿过骨孔，并在骨干表面打结。若肌腱够长，可将肌腱穿过骨孔，并反折后与肌腱自身缝合固定。若肌腱较短或较难穿过骨孔，或需将筋膜束穿入骨孔加强固定。可用两根缝线交叉编织包绕制成"中国式指套"，如果以远端为基底的髂胫束筋膜条亦需插入骨孔中，则需将筋膜条插入部分卷成圆柱形，用不吸收缝线自距筋膜末端4cm处行十字形捆绕，并将缝线打结。取另一缝线按同样方法捆绕肌腱，但须与第一条缝线交叉错开。此缝线也在末端打结，两缝线的末端穿过骨孔，直至穿过卷绕的筋膜束，最后在指套的顶点打结处稍近端剪短缝线，这样容易逐根抽出缝线。

对于体积较大的肌肉必须保证重建宽大且牢固的骨性附着。它的优点是不需要穿过骨干横向钻孔，在较深的术野中，此操作有时较为困难，但避免了为更好地显露而剥离较大骨面。

在肌腱与骨固定时，为加快两者的愈合，必须切开骨膜，剥离足够的骨面，并在肌腱与骨的接触面制造出粗糙面。肌腱固定之后，要争取在肌腱表面覆盖缝合骨膜，较困难时可将骨膜缝合固定在肌腱边缘作为替代方法。

（二）肌腱固定于髓腔内

在肌腱末端穿置缝线并保留两根游离长线头，拉紧肌腱确定附着点，并在骨上做出"活板门"，在"活板门"的稍远端钻两个骨孔，穿透骨皮质深入髓腔。将缝线游离端穿过"活板门"并从骨孔中穿出。拉紧缝线后，即可牵引肌腱末端通过滑门进入髓腔。切除的骨质可以部分复位或咬碎后填入骨缺损中植骨。

（三）缝线锁边缝合固定肌腱

缝线锁边缝合固定肌腱的方法特别适用于像胫侧副韧带、关节囊或髌韧带等扁平组织与骨的固定。这种方法修复肌腱，牵拉不易撕脱，也不会引起明显的缩短。其双线缝合的固定强度是肌腱与骨之间的2倍，若此缝合方法利用U形钉固定，效果更佳。

该方法从肌腱或韧带的断端开始缝合，每侧至少有3个锁襻。每次锁边缝合均应拉紧，可在第一针缝线近端进一步加固。然后将肌腱或韧带连同缝线穿过骨孔附着于骨面上，或将缝线于骨内螺钉或U形钉上打结。

（四）Cole式肌腱与骨固定法

Cole式肌腱与骨固定法特别适用于骨周围软组织缺乏的特性，如跗骨背面、跟骨或指骨的肌腱固定。

在肌腱末端穿置一根牵出线，并绕紧。用骨凿在骨面凿出一片小骨瓣，并在其顶端钻出骨孔。将两根钢丝末端穿在1枚长直皮针上。将针穿过骨孔，并穿出对侧皮肤，将肌腱末端拉入骨孔中。将钢丝妥帖地固定在皮外纱布卷上或垫有棉垫的纽扣上。如需要较大拉力，例如跟腱固定，因拉力较大可致皮肤坏死，需加垫厚毛毡，或将钢丝末端穿过石膏底部，并固定于石膏外。

在肌腱、韧带及关节囊与骨的固定中，缝线锚定装置非常有用，但要求该装置的拉出强度至少大于缝线穿过骨孔固定的强度，在术野小且伤口深的情况下，亦非常有用，例如在肩关节手术中。肌腱和韧带也可通过界面螺钉固定于骨孔中，方法与前交叉韧带的固定相同。

（五）带有止点骨片的肌腱与骨的固定

当股四头肌或髋关节外展肌等较大的肌肉转位时，拉力较大，常采用肌腱带有一部分附着的骨质，可获得更好的固定。

在需要转位的肌腱末端附带足够大小有松质骨的骨块切下，将骨块拉向远端确定需附着的位置。剥离骨膜，并将骨面打磨粗糙，然后将肌腱附着骨块用2枚螺纹针或1枚螺钉斜行固定于粗糙骨面上。如有必要，可在骨干做一活门，肌腱的骨性附着可填入骨缺损区，按肌腱固定于髓腔的方法固定。

五、骨牵引术

骨牵引术是直接固定到骨骼上施行的牵引。常见的骨牵引有股骨髁上骨牵引、胫骨上端骨牵引、跟骨骨牵引、颅骨骨牵引等。

（一）常用部位骨牵引

（1）胫骨结节：胫骨结节向后一横指，在其平面下部，由外向内穿针。

（2）跟骨：外踝上缘2cm或内收肌结节上2横指处，由内向外穿针。

（3）股骨下端：髌骨上缘2cm或内收肌结节上2横指处，由内向外穿针。

（4）尺骨鹰嘴：由鹰嘴尖端向远端1.5横指处，由内向外穿针。

（5）指骨：指骨远节基底远侧。

1.适应证

（1）长骨干骨折复位后不稳定，需要维持骨折对位者，如股骨干大斜形骨折。

（2）骨折脱位，需要持续牵引方能复位，如颈椎骨折脱位。

（3）需要矫正或预防肌肉痉挛所致的关节畸形。

（4）软组织挛缩引起的畸形。

（5）某些腰痛、坐骨神经痛患者。

2.麻醉方式

局部麻醉。

3.用物准备

骨牵引包、骨圆针、牵引弓及其他牵引装置。

4.步骤与配合

（1）安放体位，画标记线，常规消毒、铺单。

（2）术者在牵引针进出口处，采用局部浸润麻醉方法，用1%利多卡因局部浸润麻醉皮肤、皮下直至骨膜下，助手固定患肢皮肤向近心端轻轻牵拉。

（3）递11号刀片做一小切口，用骨钻将牵引针直接穿入皮肤，按进出口位置，垂直于骨干钻入。

（4）用聚维酮碘纱条保护进针、出针处的皮肤接触点。

（5）术毕在病房安装牵引弓、牵引架，按所需重量进行牵引，床脚抬高。

（二）注意事项

（1）小儿一般忌用，因小儿有骨骺，骨牵引可影响骨骺生长，且小儿关节腔较大，牵引针易穿入关节。特殊情况下，在X射线透视下实施。

（2）穿刺过程中针不要弯曲，夹紧穿刺针防止产生滑动和旋转，造成金属腐蚀和骨切割。

六、石膏固定技术

将熟石膏撒在绷带上做成石膏绷带，温水浸泡后聚合并释放热量。热量产生的多少与石膏固定的强度和硬度密切相关，在石膏聚合过程中，如果活动将影响交锁的过程，可使石膏固定力量减少77%。在这个过程中，石膏由有点弹性逐渐变干、变亮。石膏干化的过程和环境的温度、湿度及通风程度有关。厚的石膏干化过程更长些，随着干化过程的进行，石膏逐渐变硬。

（一）适应证

（1）用于骨折、关节脱位、韧带损伤和关节感染性疾病，用来缓解疼痛，促进愈合。

（2）用于固定稳定脊柱和下肢骨折，方便早期活动。

（3）用来固定关节，改善功能，比如桡神经损伤引起的腕下垂等。

（4）矫正畸形，比如在畸形足和关节挛缩的治疗中使用石膏固定技术。

（5）预防畸形，用于神经肌肉不平衡和脊柱侧凸患者。

（二）常用石膏固定类型

1.石膏托

将做好的石膏托置于伤肢的背侧或后侧，用手抹贴使之紧附于肢体上，先将绷带打湿包缠2层固定，再用干绷带包缠，以固定肢体。石膏托的宽度一般以能包围肢体周径的2/3为宜。

2.石膏夹板

按照做石膏托的方法制作石膏条带，将两条石膏条带分别置于被固定肢体的伸侧及屈侧，用手抹贴于肢体，先用湿绷带包缠2层固定，再用干绷带继续包缠而成。

3.石膏管型

适用于上肢及下肢，以石膏绷带和条带相结合的方法包缠固定肢体。常用的有前臂石膏管型、上肢石膏管型、小腿石膏管型及下肢石膏管型等。

4.躯干石膏

以石膏条带与石膏绷带相结合的方法包缠固定躯干，用手抹贴，使石膏条带及绷带紧密贴附，形成一个石膏整体。常用的躯干石膏有颈胸石膏、肩人字石膏、石膏背心、石膏围腰及髋人字石膏等。

（三）操作技术

（1）准备物品：适当大小石膏绷带卷、温热水（40℃左右）、衬垫物（棉花、棉垫）。

（2）先将肢体置于功能位，用器械固定或专人扶持，并保持该位置直至石膏包扎完毕、硬化定型为止。扶持石膏时应用手掌，禁用手指。

（3）缠绕石膏时要按一定方向沿肢体表面滚动，切忌用力抽拉绷带，并随时用手抹平，使各层相互黏合。

（4）在关节部位应用石膏条加厚加固，搬动时要防止石膏折断，过床后要用枕头或沙袋垫平。

（四）注意事项

（1）石膏未干固以前，注意凸出部勿受压，以免凹陷压迫皮肤，引起压迫性溃疡。

（2）术后应密切观察，尤其是最初的6h，如有下列情况，应及时切开或拆除石膏。

①肢体明显肿胀或剧痛（坏疽及缺血性挛缩）。

②肢体有循环障碍或神经受压。

③不明原因的高热（压疮、化脓性皮炎、坠积性肺炎）。

（3）石膏松动、变软失效，应及时更换。

（4）应鼓励患者活动未固定的关节并抬高患肢，固定部位的肌肉应做主动收缩、舒张的锻炼，以促进血液循环，防止肌肉萎缩及关节僵硬。

第二节　骨科手术护理基本操作

无论手术简单还是复杂，都离不开手术室护士的协作与参与。手术护士的护理操作技术水平会影响手术护理质量，为保证手术顺利进行及确保手术护理质量，手术护士应掌握常用手术护理技能并在工作实践中不断学习与提高。

一、骨科手术体位摆放

手术患者的体位选择应根据手术方式及主刀医生习惯来确定。体位改变可能会导致患者呼吸、循环等生理功能改变，且身体的负重点和支撑点也会发生改变，肌肉组织承受的压力和拉力也会随之改变。因此，手术室护士必须掌握手术床的机械原理、体位摆放原则及安置方法、患者安全保护技巧。摆放手术体位时应关注患者的呼吸、循环功能，避免其神经、血管受压，并使手术部位得到最佳的暴露，保证患者安全、舒适。

（一）手术体位摆放原则

（1）最大限度地让患者安全、舒适，充分考虑到患者的个体差异，如患者过高时，应延长手术床。保护患者隐私，减少不必要的暴露。

（2）充分暴露术野，便于手术操作。

（3）保持患者呼吸道通畅，循环稳定。

（4）安置体位或变换体位后，应对患者身体姿势、组织灌注情况、皮肤完整性和约束带固定位置及所有衬垫、支撑物的放置情况进行重新评估，并观察受压部位情况。

（5）避免患者皮肤受损：摆放体位时，动作应轻柔，避免拖、拉、拽等动作。

①保持床单平整、干燥、柔软。

②避免患者皮肤与金属直接接触，以防使用电刀时发生灼伤。

③皮肤压力最小化：体重分布不均匀、机械压力、手术时间超过3h等，易发生皮肤压红或损伤，骨隆突处、肌肉脂肪组织较薄弱的受压部位应垫海绵垫或软垫加以保护。

（6）避免神经损伤。由于受压或过度牵拉旋转而发生神经麻痹或损伤，如上臂外展过度会造成臂丛神经损伤，长时间截石位会造成股神经损伤等。

（二）骨科常用手术体位

1.上肢外展仰卧位

（1）摆放准备

①环境准备：提前开启洁净空调系统，保持适宜的温度（24℃）、湿度（30%~60%）；保持室内安静、清洁。

②体位用物准备：枕头1个、足踝凝胶垫2个、手外展器械桌1个。

③手术床准备：检查手术床性能及配件完整性，床单干燥、平整清洁。

④患者准备：手术部位标识清晰，麻醉后生命体征平稳。

⑤操作者准备：清洁洗手，衣帽穿戴整洁。

（2）操作流程

①再次查看手术部位标识，评估患者皮肤情况。

②头部置头枕并处于中立位，头枕高度适宜，头和颈椎处于水平中立位置。

③患者上肢外展，外展角度小于90°，置于手外展器械桌中央，掌面向上以免拉伤臂丛神经。

④撑担架置于健侧。

⑤双下肢自然伸直，足下垫足踝凝胶垫。

（3）注意事项

①头部中立位放置，最好保持与心脏水平或稍高位置，利于静脉回流。

②肱肩关节外展角度小于90°，肘关节屈曲角度小于90°，前臂中立位或轻度旋后位置。

③所有关节骨性结构突出的地方加用柔软的海绵垫，注意骶尾部、足跟处保护。

2.沙滩椅位

（1）摆放准备

①环境准备：提前开启洁净空调系统，保持适宜的温度（24℃）、湿度（30%~60%）；保持室内安静清洁。

②体位用物准备：床延长板1个、头圈1个、约束带1个、枕头1个（备用）。

③手术床准备：检查手术床性能及配件完整性，床单干燥、平整清洁，延长板处于备用状态，方便术中移动式C形臂X射线机有足够的操作空间。

④患者准备：手术部位标识清晰，麻醉后生命体征平稳。

⑤操作者准备：清洁洗手，衣帽穿戴整洁。

（2）操作流程

①再次查看手术部位标识，评估患者皮肤情况。

②麻醉后，安装延长板，使患者上移，头下垫头圈，头部不能过伸或过屈，移动患者的过程中注意保护头颈部，避免扭曲、旋转。

③用遥控器调整手术床，使手术床上1/3和中1/3形成夹角，使髋随之屈曲90°~110°，保持膝部弯曲20°~30°，距膝关节上方5cm处用约束带固定，使患者半坐于手术床上。

④患肢消毒后用无菌巾包裹成活动臂。

（3）注意事项

①术前与麻醉医生沟通到位，合理布局麻醉机、监护仪、心电监护导线电极导联的连接，既方便生命体征监测，又不妨碍手术医生操作。

②在体位安置过程中注意保护各种管道，保障患者安全舒适。

3.侧卧位

（1）摆放准备

①环境准备：提前开启洁净空调系统，保持适宜的温度（24℃）、湿度（30%~60%）；维持室内安静清洁。

②体位用物准备：头圈1个、胸垫1个、骨盆固定架1套、内衬垫2个、托手板1个、手支架1个。

③手术床准备：检查手术床性能及配件完整性，床单干燥、平整清洁。

④患者准备：手术部位标识清晰；麻醉后生命体征平稳。

⑤操作者准备：清洁洗手，衣帽穿戴整洁。

（2）操作流程

①再次查看手术部位标识，评估患者皮肤情况，气管导管、输液管路固定牢靠，心电监护电极片粘贴位置合适。

②麻醉师站在患者头部位置，手术医生与巡回护士分别站在患者躯干两侧。

③头下置头圈，高度平下侧肩高，使颈椎处于水平位置，距腋下10cm处垫胸垫。3～4人协同操作，分别托住患者头背部，腰骶部及双下肢，使患者头、颈、胸在同一水平上，以脊柱为轴心向健侧慢慢旋转90°。

④健侧上肢外展，患者上肢置于支手架上。

⑤腹侧用骨盆固定架挡板支撑耻骨联合，背侧用骨盆固定架挡板固定骶尾部，挡板接触皮肤处用衬垫保护。

⑥保障患者安全：a.检查患者胸部及下侧髋部固定的稳定性，避免手术中体位移动。b.床单是否平整、干燥，骨骼突起部位是否得到有效保护。c.患者肢体是否处于功能位置，循环呼吸是否受影响，手术部位是否得到充分暴露，注意保暖。d.放置头圈时，注意眼、耳、鼻、气管导管位置，防止受压。e.注意患侧上肢必须包好，手指外露以观察血运，保持前臂稍微抬高，避免肘关节过度屈曲或上举，防止损伤神经。

（3）注意事项

①患者入手术室后，评估手术持续时间，全身营养状况及皮肤情况。

②充分暴露手术切口，保持受压侧肢体静脉回流通畅，减少局部组织受压，避免损伤臂丛神经，固定牢靠。

③手术结束时，保持脊柱呈"一字形"翻身，将患者轻轻平卧于手术床上。

④搬运患者时应轻、稳、协调。

⑤注意保持气管导管、导尿管及静脉通路畅通，防止体位摆放过程中脱管。

4.俯卧位

（1）摆放准备

①环境准备：提前开启洁净空调系统，保持适宜的温度（24℃）、湿度（30%～60%）；维持室内安静清洁。

②体位用物准备：三角枕1个、头圈1个、托手板1个、软枕3个。

③手术床准备：检查手术床性能及配件完整性，床单干燥、平整清洁。摆放时根据患者身高，体重预先做好合适的三角枕于手术床上，三角枕的底边平患者

的耻骨联合位置，三角枕的顶点朝床头，放置软垫3个。

④患者准备：手术部位标识清晰，麻醉后生命体征平稳，各种管路固定可靠，贴眼膜。

⑤操作者准备：清洁洗手，衣帽穿戴整洁。

（2）操作流程

①查看手术部位标识，检查皮肤完整性以及各种管路固定的牢靠性。

②将患者双臂靠近躯体，麻醉师站在患者头部位置，手术医生与巡回护士分别站在患者躯干两侧。

③麻醉医生、手术医生、手术护士三方协同分别托住患者的头背部、腰骶部及双下肢，使患者头、颈、胸在同一水平上以脊柱为轴心向健侧缓慢旋转180°。

④将患者躯体呈俯卧状平移至三角枕上，双侧髂前上棘和耻骨联合压在三角枕底边上，头部置于头圈上。

⑤双上肢自然弯曲置于头部两侧，放于托手板上。

⑥双膝关节至大腿处放一软枕，双小腿下垫1~2个大软枕，使踝关节自然弯曲，双髌骨悬空。

⑦检查患者安全及舒适情况。

（3）注意事项

①搬动患者应轻、稳、协调，实施轴线翻身。

②床单平整干燥，三角枕大小适宜，软硬度适中，防止压疮发生，注意保护患者骨骼隆突部位。

③手术部位充分暴露，避免胸腹受压。

④检查头面部，根据患者脸型调整头部支撑物大小。注意保护脸部，特别是防止眼球受压。

⑤肢体处于功能位，注意循环、呼吸不受影响。

⑥避免男性生殖器、女性乳房受压。

⑦避免患者皮肤直接接触手术床金属部分，防止电灼伤。

⑧摆放体位后，检查受压部位，尽量分散各部位所承受的压力。

⑨保持静脉通路、气道、引流管通畅。

二、骨科手术输液管理

静脉输液穿刺部位和留置针型号的选择应根据手术部位、性质及体位情况来决定。

（一）穿刺部位及留置针型号选择（见表1-1）

表1-1 穿刺部位及留置针型号选择

手术名称	穿刺部位	留置针型号
髋关节置换	健侧上肢	18G绿色
膝关节置换	患侧上肢	20G红色
膝关节镜	患侧上肢	22G蓝色
肩关节镜	下肢	20G红色
肱骨近端	下肢	18G绿色
肱骨远端	健侧上肢	20G红色
尺、桡骨骨折	健侧上肢	20G红色
股骨骨折	患侧上肢	18G绿色
胫骨平台	患侧上肢	18G绿色
胫、腓骨骨折	患侧上肢	20G红色
多发骨折	中心静脉穿刺置管	—
骨盆骨折	上肢	18G绿色
髋臼骨折	上肢	18G绿色
臂丛神经手术	下肢	18G绿色
股前外侧皮瓣	患侧上肢	18G绿色
髂骨瓣游离移植	患侧上肢（备自体血回输）	18G绿色
背阔肌游离皮瓣移植	健侧上肢	18G绿色

（二）术中输液管理

1.目的

（1）补充体液丢失量，维持有效的血容量。

（2）维持水、电解质和酸碱平衡。

（3）维持体液的正常渗透压。

（4）供应脑组织需要的能量。

（5）为给药创造条件，是保证患者安全的重要措施。

2.目标

（1）输入较少的容量。

（2）尽可能避免引发水肿。

（3）尽可能快地恢复全身灌注和微循环灌注。

3.注意事项

（1）输液量、质、速度和先后次序都要有针对性。

（2）术前体液状态的评估。

（3）每日常规维持量。

（4）手术、麻醉对患者体液的影响。

（5）脑组织对糖的需要量。

（6）根据生命体征监测结果和尿量多少。

（三）术中液体管理方案

（1）麻醉手术期间液体需要量。

（2）每日正常生理需要量。

（3）术前禁食所致的液体缺失量或手术前累计缺失量。

（4）麻醉手术期间的液体再分布，麻醉导致的血管扩张。

（5）术中失血失液量。

（四）术中输液具体操作

（1）输液速度要适宜，除失血和禁食量外，小手术丧失量4mL/（kg·h），中手术6mL/（kg·h），大手术8mL/（kg·h）。根据受术者需要控制输液速度，一般输速为300～1000mL/h，根据BP（血压）、P（心率）、Hct（红细胞比容）和尿量来调节输液量，达到限制和快速补液的目的。

（2）手术需要快速输液时，可用输液加压装置，帮助快速输液。必要时开通多条输液通路，并备血、血浆，有效控制输液速度及量。

（3）在输液过程中密切观察患者生命体征及输液量，如小儿患者、老年患者和特殊患者等要控制输液滴速，以免出现休克、肺水肿和心衰。

三、骨科手术标本管理

凡在手术室内实施手术所取下的组织、器官或与疾病有关的组织均视为手术标本，应妥善保管。

（一）快速病检手术标本（冰冻切片）送检流程

（1）巡回护士准备标本袋和病检申请单，并在标本袋上填写患者一般信息。

（2）打开标本袋，洗手护士将病理组织标本放入标本袋，封袋口。

（3）巡回护士在快速病检申请单的"术中所见"栏内填写由主刀医生口述的术中所见。

（4）核查并确认标本袋、病检申请单、麻醉记录单上患者信息是否完全一致。

（5）巡回护士将手术标本及病检申请单一起交给护工，双方核对信息，实施交接。

（6）护工在快速病检手术标本登记本上填写相关栏目内容并签名。

（7）护工拿标本袋、病检申请单、标本登记本送至病理科，与接收者交接并签名，或放置于启动的传输装置传送至病理科，病理科接收、签名。

（二）常规病检手术标本（石蜡切片）送检流程

（1）术毕，洗手护士将手术病理组织标本交给手术医生。

（2）手术医生处理病检标本。

①将病理组织标本放入标本袋，封袋口。

②粘贴患者信息条形识码或填写标本袋上患者信息资料栏目及病检申请单内

相关信息。

③将病理组织标本及病检申请单送至标本存放间，在标本袋中加入4%的甲醛固定标本，封袋口，然后放入标本储存柜。

④填写手术标本登记本内栏目规定的信息并签名。

四、骨科手术物品清点

（1）手术开始前，洗手护士提前15～20min洗手上台，对所有器械及敷料进行全面整理，注意检查器械完整性、功能、性能和洁净度。与巡回护士共同清点敷料缝针，在切皮前、关闭体腔或深部创口前、缝合皮下时，清点3遍，巡回护士将数字准确记录在手术护理记录单上。若术中临时增加盐水垫、纱布、缝针，应及时记录。

（2）术中因移动式C形臂X射线机透视，手术人员频繁出入手术间，可能会把滑落地面的小盐水垫、纱布黏在鞋底带出手术间，术中洗手、巡回护士应密切关注缝针、敷料的去向。

（3）骨科手术因外来器械多，容易将纱布、器械带出手术间，洗手、巡回护士应加强管理。

（4）骨科手术由于操作时力度大，要防止器械断裂遗留在手术切口内。

（5）手术中需要使用纱布时，应用带显影条纱布，便于寻找、清点和记录。

（6）皮肤消毒用的消毒纱布较多，若未清点，必须在切皮前清理出手术间，不要留在地上或桶内，剩余未用完的伤口纱布拿到手术台另外存放。

（7）凡手术台上掉下的器械、敷料等物品，均应及时捡起，放在固定的回收盒内，未经允许，任何人不得拿出手术间。

（8）开展大手术、危重手术和新手术时，原则上手术护士一班到底，不宜中途换人，特殊情况确需换人时，交接人员应面对面交清器械、敷料等物品的数目，共同签字，否则不得交接班。

第三节 骨科手术消毒铺单

一、皮肤消毒

（一）手术前皮肤准备

手术前皮肤准备的目的是去除皮肤上的污垢、毛发，利于消毒，是预防切口感染的重要环节。手术患者皮肤准备一般在术前一日或手术当日完成。可用肥皂水或抗菌清洁产品沐浴或擦浴，能下床患者全身清洁，不能下床的患者，采取床上擦浴，擦浴范围为皮肤消毒范围再向外延伸20cm。对于毛发的处理，只有在毛发影响手术时才需去除毛发。确需去除手术部位毛发时，应使用不损伤皮肤的方法，避免使用刀片刮除毛发。

（二）皮肤消毒法及注意事项

1.聚维酮碘消毒法

用纱布浸透0.5%的聚维酮碘，擦拭手术区皮肤2次，待干，再用75%酒精纱布擦拭1次。如安放止血带，需在患者摆好手术体位之后开始用消毒液消毒，每次使用1块纱布蘸取消毒液进行消毒，从手术区中心逐渐向外扩展。首先消毒术野中心，然后依次向周围扩大，直到足够的皮肤范围，每次消毒时，纱布不要蘸太多的消毒液，以免流到术野以外的皮肤上，如果发生这种情况，务必将消毒液擦拭干净。

2.注意事项

（1）皮肤消毒范围应大于手术区范围，包括切口周围15～20cm的区域。

（2）消毒皮肤时应从切口处开始，再逐步扩展到所需消毒范围，应避免无目的地来回擦拭。已接触消毒部位边缘的消毒纱布，不应再返回到中央区涂擦。

（3）感染部位消毒时，则由外周向中央进行。

17

（4）上肢手术，可托起肘部或上臂，也可手提手指。先将手、前臂和上臂皮肤消毒，然后由助手用无菌布单托起未消毒部位，再将皮肤消毒并包裹。

（5）下肢手术，可托起足部或用绷带将踝部悬挂在输液架上进行消毒。

（6）骨科消毒通常需要4块以上纱布，因此在术前无菌物品准备时应准备1包无菌纱布。

（三）各手术部位的皮肤消毒范围（见表1-2）

表1-2　各手术部位的皮肤消毒范围

手术部位	消毒范围
手、腕部、尺桡骨远端	指尖至肘关节上10cm
肩关节、锁骨、肱骨近端、肱骨干	上至颌下，下至腰以上、肘关节以下
尺桡骨干	指尖至肩关节
肘关节	指尖至肩上
髋关节、股骨干	肋弓以下至足以上
膝关节（股骨远端、胫骨平台）	髂前上棘以下至足以上
胫骨干	足尖至大腿中段
足、踝、胫骨远端	足尖至膝关节

二、无菌铺单

（一）上肢手术铺单

上肢手术，尽量使用气囊止血带。根据手术部位高低，可在上臂中部或上部先以软纱布垫平顺地包绕，然后在其外绑妥气囊止血带，用绷带包扎止血带。止血带的橡皮管应置于肩部，必要时可使用无菌止血带。皮肤消毒后，由助手和器械护士共同铺无菌单。

1.手和腕部手术

患者仰卧，患侧上肢外展后，置于手术床旁的上肢外展手术桌上，由巡回护士或助手从上臂处抬高前臂和手。

（1）皮肤消毒后，将中单横向对折整边朝患者自肩后和胸侧壁铺在上肢外展手术桌上，并自手术桌的一端和两侧垂下。

（2）由穿好无菌手术衣和戴上手套的术者用一只手（垫上对折的无菌巾）接过患者的腕部（巡回护士松手），由助手用对折的无菌巾包绕患肢肘部2~3周，用巾钳固定。将1块中单对折平铺于手术桌上，将患肢外展于手术桌上。

（3）用孔被覆盖头架、胸、腹和下肢。

2.前臂手术：患者仰卧

（1）由巡回护士或助手握住患者的手，抬高患肢。皮肤消毒后，用对折的无菌巾包绕上臂，并用巾钳固定。

（2）术者和助手同时提起双层无菌巾的四角，托住患肢，放在已铺双层中单的小桌上，用对折的无菌巾包裹手部及腕部，并用绷带包扎。

（3）铺孔被与手和腕部手术第3项相同。

3.肩部手术

患者仰卧，头颈转向健侧。在患侧肩胛下垫一块5~6cm厚的软垫，使患侧肩胛高于手术台面。

（1）巡回护士站于患者健侧，一手提起患者患肢，同时用另一手托起患侧下胸壁后外侧，以使躯干和肩离开手术台面，稍向健侧倾斜。皮肤消毒后，在此姿势下于肩后部和背外侧纵行铺一块两端对折的中单。

（2）肩部无菌巾步骤如下：在肩关节后侧至腋窝后缘铺1块对折中单，而后使患者恢复仰卧；在肩外展上举位，自腋窝后经腋窝顶至胸前铺1块无菌巾；自腋前侧至锁骨中1/3处铺1块无菌巾；自锁骨上一寸横铺无菌巾至肩峰后下部。上述4块手术单相互遮盖处用手巾钳固定。

（3）大单覆盖胸腹部和双下肢，手术者和助手同时提起1块对折中单的四角，托着护士放下的上肢，并包裹住该上肢，用绷带包扎后放在患者胸腹部前外侧。

（4）打开孔被，使患肢穿出洞口，将孔被上拉至腋窝，使洞口环绕肩部，手按住肩部，分别展开其上下部，遮盖患者全身。

（二）下肢手术铺单

除闭塞性血管炎和大腿上部手术及骨筋膜室综合征等不能使用止血带之外，其余手术可根据手术部位选择清洁或无菌止血带。将止血带妥善绑扎好，止血带的橡皮管朝向髋部。铺单前由巡回护士或术者抬高患肢，先进行皮肤消毒再铺无菌布单。

1.脚和踝部手术铺单

患者仰卧，由巡回护士自膝部抬高患肢，消毒该侧皮肤。

（1）在患肢后侧铺1块双层大单于手术床面，大单应遮盖对侧下肢和手术床或手术台尾部。

（2）由穿无菌手术衣戴无菌手套的助手用手（垫无菌巾）托踝关节接过患肢，保持抬高。由另一助手用对折成条状的无菌巾包绕小腿上段，并用手巾钳固定，放下患肢。

（3）自小腿上段包绕手术巾处的下缘向头部铺1块大单，其下缘应覆盖小腿上段，再次用手巾钳固定。

（4）铺孔被。

（5）在手术部位贴无菌手术切口贴膜。若行踝部手术，可用无菌布单或无菌贴膜将所有脚趾包裹。

2.小腿前侧手术铺单

患者仰卧，由巡回护士或术者托足踝部抬高下肢，消毒皮肤。

（1）在患肢后侧铺1块双层大单，上至大腿根部，下应遮盖手术床或手术台尾以及对侧肢体。

（2）用对折成长条的无菌巾包绕膝关节上部，用手巾钳固定。

（3）术者和助手分别提起对折无菌巾的四角，巡回护士小心将患肢放下，术者和助手用无菌巾将小腿下段和足踝、脚妥善包裹，术者再次进行手消毒、穿手术衣后，将该处用绷带包扎。

（4）自膝关节上缘向头部铺1块大单，大单下缘应环绕膝关节，并用手巾钳固定。

（5）铺孔被。

（6）手术区域平整地贴上无菌手术切口贴膜。

3.小腿后侧手术铺单

患者俯卧，由巡回护士或助手手握患者足部抬高患肢。皮肤消毒后，除在患者前侧铺1块双层大单在手术床面（底单），并遮盖对侧下肢和手术台尾之外，其余皆同小腿前侧手术铺单。

4.膝关节手术铺单

患者仰卧，由巡回护士手托足踝部抬高患肢，消毒皮肤。

（1）在患者后侧铺1块双层大单，上至臀部，下应覆盖手术床尾，并遮盖对侧肢体。

（2）用对折成长条的无菌巾2条，分别环绕膝关节上下1周，并用手巾钳固定。

（3）术者和助手分别手握对折的中单的四角，从膝关节下部环绕的无菌巾处起，托住巡回护士慢慢放下的患肢，放在手术台面并包裹住脚和小腿，再次进行手消毒、穿手术衣后用绷带将该处包扎。

（4）取孔被，将患肢从孔被的洞口穿出，再将孔被上下打开。收紧洞口，并用手巾钳固定。

（5）贴无菌手术切口贴膜。

5.髋关节前外侧手术铺单

患者侧卧，由巡回护士或助手医生手托患者足部抬高患肢，或用吊脚架架高患肢，消毒皮肤。

（1）在患肢下方（患者两腿之间），铺两层对折中单。

（2）将2块对折中单分别环绕患侧臀部、大腿根部内外侧，露出手术区域，并用手巾钳固定。

（3）取3块无菌巾依次环绕髋关节并用手巾钳固定。

（4）两腿之间和髋关节以上分别铺大单。

（5）医生和助手分别手持1块对折中单的四角，自膝关节托住巡回护士慢慢放下的患肢并包裹。

（6）再次进行手消毒后，将该处用绷带包扎。

（7）取孔被，将患肢从洞中穿出，露出手术区域，收紧洞口，用手巾钳固定。

（8）贴无菌手术切口贴膜。

第二章　骨科手术护理程序

第一节　护理程序基础知识

护理程序是指导护理人员以满足护理对象的身心需要，恢复或增进护理对象的健康为目标，科学地确认护理对象的健康问题，运用系统方法实施计划性、连续性、全面整体护理的一种理论与实践模式。

一、基本概念

护理程序中，主要包含4个基本概念：人、环境、健康、护理。

（1）人是由身体、心理、社会等方面组成的整体，也是各科手术护理中的主体。

（2）环境分内环境（包括生理环境和心理环境）和外环境（包括社会环境和自然环境）。手术室对于患者来说是一个陌生的外环境，需要自身调节去适应。

（3）健康是人对环境的一种积极且良好的反应，健康与疾病在个体生活过程中，可以相互转化而无绝对明显的界限。

（4）护理是诊断和处理人类现存的和潜在的健康问题的反映。贯穿整个围手术期，可根据患者自身和手术的不同制定个性化护理方案。

二、护理程序步骤

一般可分为5个步骤，即评估、诊断、计划、实施和评价。

（一）护理评估

护理评估是指有计划、有目的、有系统地收集患者资料的过程。手术护理的评估是体现手术室护士对于患者、手术类型方式的全面把控的能力，收集整理并判断患者在围手术期内可能会出现的问题。

1.评估目的

（1）为分析、判断和正确作出护理诊断或护理问题提供依据。

（2）建立患者健康状况的基本资料。

2.评估内容

搜集资料的内容应该与护理有关，并且尽可能不与其他专业人员重复收集相同的资料。根据手术的需求，搜集资料时一般可从下面4个方面进行：

（1）一般情况：包括患者的年龄、职业、单位、职务、民族、文化程度等。

（2）病史：询问现病史、既往史、个人史、婚育史、月经史、家族史等。

（3）运动与皮肤状况：行动是否方便、有无受到限制、对日常和剧烈活动的承受能力等；查看皮肤的颜色、弹性、完整性，有无出血点和瘀斑。

（4）手术内容：麻醉方式、手术方式、体位、时长等。

3.评估方法：术前访视

每位患者对于手术都存在紧张和恐惧，充分调动患者的主观能动性，使之积极配合手术是治疗成功的关键。手术室护士对手术患者术前访视，可使患者以最佳状态迎接手术，在围手术期护理中发挥着积极的作用。

（1）访视目的

①通过术前访视，护士可掌握患者的情况，制订护理计划，以便在围手术期实施正确的护理。

②缓解患者术前的恐惧心理，介绍手术及麻醉注意事项，增强对手术的信心。

③通过访视，加强护士对护理工作的研究、思考和探索，提高业务水平。

访视方法：访视者为配合手术的巡回护士，访视前首先与病房联系，得到允许后可进行访视，访视时间为手术前一天下午。

（2）访视方式

①交谈：交谈是一种直接有效的人际沟通方式，通过与患者及其家属、朋友的交谈来获取护理诊断所需要的资料信息。在询问患者时使其感到自然、轻松，用闲聊的方式来得到资料。交谈时应根据患者不同的年龄、职业、文化程度等运用不同的沟通方式。

②查阅记录：通过查阅病历，与主管医生、护士联系，了解患者的一般情况、生命体征、现病史、既往史、家族史、药敏史、实验检查结果、有无活动义齿及隐形眼镜、女性患者是否在月经期、有无感染、营养状态、身高体重、生活史、生活习惯、社会背景、接受手术的态度和程度等，诊断、拟定手术名称、麻醉方式。

（3）访视注意事项

①访视时间适宜，应避开治疗和进食时间，会面时间一般为10～15min，不宜过长，以不引起患者紧张感和疲劳感为宜。

②与患者交谈时，应正视患者，采用通俗易懂的生活用语，尽量少用医学术语，避免强制、教育的态度。

③对不清楚的事情，不要含糊地回答患者，避免说引起患者不安的话语，以免患者对手术产生不信任感，加重其心理负担。

（二）护理诊断

护理诊断是关乎个人、家庭、集体、社区对现存或潜在的健康问题，以及人在生命过程中对健康问题的反应和判断，这些属于护理职责范畴，可以用护理的方法来解决。对于围手术期可能出现的问题作出预判，将现有、潜在、可能出现的问题总结并列出。

1.现有的问题

指围手术期所会发生的问题。

2.潜在的问题

指危险因素存在，在手术结束后可能会影响健康的一系列问题。

3.可能的问题

指可疑因素存在，根据个体差异所导致的不同结果。

（三）护理计划

制订手术护理计划是解决手术中的护理问题的方式方法，其目的是保障护理对象的安全，使手术顺利。

1.确定护理重点

一个患者可能同时有多个手术护理问题，制定计划时应按其重要性和紧迫性排出主次，一般把威胁最大的问题放在首位，其他的依次排列，通常可按首要问题、中优问题和次优问题排列。

2.制定预期目标

预期目标是为解决护理问题而设置，预期目标不是护理行为，但能指导护理行为，并在工作结束时作为对效果评价时的标准。

（1）目标是通过护理应对患者在围手术期的各项问题。

（2）每个目标都应有针对性。

（3）目标应在护理技能所能解决范围之内，并要注意医护协作。

（4）目标陈述的行为标准应具体，以便于评价。

3.制定护理措施

护理措施是护士为患者提供的工作项目及具体实施方法，是为协助患者达到目标而制定的具体活动内容。

（四）实施计划

针对护理诊断提出的计划是采取护理措施从而完成护理目标的方式方法。

1.提供直接护理

对手术患者实施护理，对手术的过程和方式有直接影响。

2.协调和计划整体护理的内容

将计划中的各项护理活动分工、落实，共同完成护理任务，比如在手术等候区进行留置针的穿刺与抗生素的使用等。

（五）护理评价

1.评价效果

评价效果是将护理实施的结果与预期目标进行比较，评价的重点是患者的健康，评价的内容主要是护理效果。

在搜集了有关患者健康状况的资料后，护士应列出实施护理措施后患者出现的反应，并将这些反应与目标相比较，衡量目标达标情况。目标实现程度可分为3种，即目标完全实现、目标部分实现、目标未实现。对目标部分实现或目标未实现的原因要进行探讨和分析，并重审护理计划。重审护理计划时，对已解决的问题停止采取措施，但应进一步评估患者可能存在的其他问题，拟定相应目标。问题依然存在，计划的措施适宜，则继续执行原计划。原来认为可能存在的问题，能排除的予以取消，并对诊断、目标和措施中不适当的内容加以修改。

2.评价内容

（1）整体护理情况。

（2）护理各环节的护理质量。

（3）观察病情及手术中的各种情况。

（4）术后患者恢复情况，随访记录是否跟进。

3.评价方法

（1）观察法：通过对患者的床边观察，随时记录。

（2）对比法：对比同类型手术患者的手术情况。

（3）调查法：制定问卷，或者以访谈等形式进行。

第二节　运用护理程序实施手术护理

下面以全髋关节置换为例阐述运用护理程序实施手术护理。案例：唐某，女，47岁，汉族，已婚，无业，无既往史；××病室，××床号，手术名称为右侧全髋关节置换术。

一、护理评估

（1）查看患者的健康活动情况：身体状况良好，可适当下床活动，无其他不适。

（2）告知患者手术所需要准备的事宜，做好心理疏导。告知患者术前禁食禁饮时长，做好卫生清洁，并且要调整心态，睡眠规律。

（3）询问患者的病情主述、既往史、家族史、月经期等。患者当前右侧髋部活动后有轻微疼痛，休息后可缓解，无其他病症，无既往史，无家族史，无过敏史，未处于月经期。

（4）评估手术及麻醉情况，手术时拟进行神经阻滞麻醉，手术时长约2h，手术部位为右侧，手术部位标识已做好。

二、护理诊断

（1）焦虑与担心术后康复程度有关。

（2）睡眠紊乱与环境、疾病有关。

（3）低体温与手术有关。

（4）皮肤完整性受损与手术体位有关。

（5）手术部位感染与手术环境、手术操作有关。

三、制订护理计划

（一）疏导患者情绪

在接患者及入室后多与患者交谈，以减轻患者麻醉前的紧张和手术后的焦虑。

（二）预防低体温

术前、术中、术后分时段调节手术间温度、使用暖风机保暖、使用加温输液仪，预防低体温的发生。

（三）预防术中压力性损伤

手术体位为左侧卧位，做好受压部位，如髂嵴、肩部、耳郭等部位的皮肤保护，降低受压部位皮肤压疮发生。

（四）预防手术部位感染

手术安排符合感染控制原则，术中控制手术间人数及人员流动，严格执行无菌操作，把控抗生素使用时机。

四、实施护理计划

（1）手术前进行术前访视，并告知术前准备流程、禁食禁饮时间、术前接入手术室的时间及入室后的手术基本流程，以减轻患者的焦虑与恐慌。

（2）患者在进入手术室后，仔细核对患者的信息、手术方式、手术内容等，用平和聊天的方式进行核对并安抚患者。在进行护理操作前告知操作目的及方法，注重人文关怀。

（3）在患者入室前将房间温度调至22℃～24℃，选择一次性半身暖风毯铺在患者上半身进行保暖，使用加温输液仪进行输液加温，尽量减少皮肤暴露。密切关注术中患者温度，手术开始，调低手术间温度至20℃左右；注意术中出血状况；手术快结束时，提前调高手术间温度至22℃左右。

（4）切皮前30min内输注完抗生素。

（5）做好左侧肩关节、髂嵴、大转子、外踝等骨隆突处皮肤保护，使用海绵软垫、压疮贴保护受压部位。

（6）严格控制手术间相关人员，参观学习人员控制在2人内，手术用物准备齐全，双人核对，开台布局按标准要求规范执行，护理操作统筹安排，以减少不必要的走动。

五、护理评价

（1）患者安全渡过手术关，手术时长约2h，术中生命体征平稳，出血少，未输血，无输液、过敏等反应发生。术毕安全返回麻醉复苏室。

（2）术毕皮肤完整，无压红。

（3）术毕体温正常，无低体温发生。

（4）抗生素给药时机把控到位，术前抗生素在切皮前25min输注完毕。

（5）术后第1天进行随访，患者神志清醒，生命体征平稳，可扶助步器下床。

（6）患者自我感觉好，对手术护理满意。

第三章 骨科手术麻醉配合

麻醉是外科手术治疗手术期的重要组成部分，手术室护士应全面了解麻醉相关基本知识与原理，以便更好地配合麻醉医生处理麻醉过程中出现的各种情况，预防、减少麻醉和手术并发症。

第一节 骨科手术麻醉的基本特点

骨科麻醉是临床麻醉的一个重要组成部分，骨科麻醉管理难度大。近现代骨科临床手术治疗发展迅速，几乎达到无所限制的程度，无论手术范畴以及病情的复杂，如果没有现代麻醉的支持，很难达到如此的高度。随着骨科学的新进展，对麻醉医生的要求也越来越高，骨科麻醉医生的工作已不仅仅局限于单纯的麻醉技术操作，更在选择麻醉方案、术前准备、术中管理、围手术期并发症防治中发挥着更大的作用。

一、骨科麻醉特点

（1）老年人多有高血压、冠心病、糖尿病等合并疾患，手术风险大。

（2）骨折后长期卧床，深静脉血栓形成及肺栓塞发生率高。

（3）超声和神经刺激仪的应用使外周神经阻滞在骨科麻醉中越来越广泛。

（4）对于肢体手术，置管性连续神经阻滞用于术后镇痛日渐流行。

（5）术中骨水泥植入综合征偶有发生。

二、骨科患者特点

（一）心血管系统

高龄患者常伴有高血压、冠心病、心律失常、心功能异常等疾病，创伤、恶性骨肿瘤患者常伴有低血压和贫血。

（二）呼吸系统

类风湿性关节炎、颈椎结核，常导致颈椎强直和活动受限，气管插管困难。截瘫患者长期卧床易合并肺部感染，老年患者常合并慢性支气管炎、肺气肿、肺功能异常，手术后的肺部并发症常是术后并发症和死亡的主要原因。

（三）饱胃问题

创伤患者由于应用吗啡类镇痛药物易导致胃排空延迟，应视为饱胃患者。

（四）颈椎保护

不稳定性颈椎损伤患者，应注意颈椎的保护，防止加重损伤，尤其是气管插管和体位改变时。

三、骨科麻醉进展

区域神经阻滞技术：在神经干、丛、节的周围注射局麻药，阻滞其冲动传导，使所支配的区域产生麻醉作用，称为神经阻滞。其优点如下：

（1）镇痛时间长，对全身影响小，副作用少。

（2）一些危重患者也可以在神经阻滞下完成手术，降低围手术期并发症的发生率。

（3）能够提前在麻醉预备室进行操作，有效提高手术室效率。

（4）连续神经阻滞可用于术后镇痛及功能锻炼，改善镇痛质量，可以实现椎管内麻醉难以达到的单侧肢体阻滞，患者感觉会更舒适，术后康复时间明显缩短。

第二节 骨科手术麻醉的选择与配合

一、骨科手术麻醉的选择

（一）上肢手术的麻醉

选择臂丛神经阻滞，同时可行复合镇静或喉罩麻醉，减少患者的紧张感，完善麻醉效果。如果患者不愿意接受臂丛神经阻滞或不具备臂丛神经阻滞技术的条件，也可选用气管内插管全身麻醉。

（二）肩关节镜手术的麻醉

选择气管内插管全身麻醉，同时联合神经阻滞麻醉，以提供良好的术中及术后镇痛，有利于减少应激反应和循环管理。

（三）锁骨骨折手术的麻醉

选择肌间沟入路臂丛神经阻滞复合颈浅层阻滞麻醉，如粉碎性骨折手术时间较长，为保证气道安全并提高患者的舒适度，可复合气管内插管全身麻醉后喉罩麻醉。

（四）胫腓骨骨折手术的麻醉

胫腓骨骨折麻醉方式的选择主要考虑术前是否存在外周神经损伤和抗凝药物的使用两大因素，无论何种原因造成的下肢神经损伤，在行外周神经阻滞或椎管内麻醉前，都应在术前详细了解损伤的病因和范围，与患者及外科医生沟通，衡量风险/效益比，只有在非常必要的情况下才选择椎管内麻醉或外周神经阻滞。如果术前正在进行抗凝治疗，椎管内麻醉应慎重。

（五）髋部骨折手术的麻醉

气管内插管全身麻醉是目前大多数麻醉医生的首选，但缺点是对生理影响大。如果患者高龄，肺功能有障碍，术后可能需要呼吸支持，增加并发症风险。术后镇痛不完善，术后恢复时间长，不利于功能锻炼。神经阻滞（腰丛 + 骶丛）+ 镇静或浅全麻具有生理影响小、术后不需要呼吸支持、恢复迅速、术后镇痛满意等优点，对于高龄髋部骨折手术患者具有独特的优势。

（六）膝关节镜手术的麻醉

膝关节镜手术麻醉方法的选择比较多。椎管内麻醉是目前大多数麻醉医生的首选，对于椎管内麻醉禁忌的患者而言，气管内插管全身麻醉是一种选择，近年来随着超声可视化技术的普及，外周神经阻滞逐渐成为膝关节镜手术麻醉的较好选择。外周神经阻滞的优势在于：

（1）阻滞了手术区域疼痛传入纤维，镇痛确切。

（2）术中血流动力学更稳定。

（3）不影响正常的膀胱和肠道功能。

（4）没有头痛并发症风险，无须术后卧床。

但手术麻醉不仅仅需要考虑手术切口部位的疼痛应激，同时需要考虑止血带的不适反应，因此止血带部位以下的所有支配神经均需阻滞。而阻滞神经越多，神经损伤等并发症的发生率就越高，穿刺造成的疼痛和软组织损伤也越多。因此，选择性神经阻滞复合镇静或喉罩麻醉是一种更好的麻醉方式，这种麻醉方式可以提供完善的镇痛，又可以提供舒适的手术麻醉体验。这使仅仅覆盖手术部位的选择性神经阻滞成为可能。选择对肌力影响相对小的神经阻滞入路来进行麻醉，能最大限度地保留患肢的运动功能，从而促使患者术后早期进行适当的主动功能锻炼，尽早下床活动。

（七）全膝关节置换手术的麻醉

全膝关节置换手术的麻醉方式可选择全身麻醉、椎管内麻醉（腰麻或硬膜外阻滞）或神经阻滞。气管内插管全身麻醉，适合多数患者。腰段硬膜外阻滞可胜任手术麻醉要求，应注意术中低血压的发生率较全身麻醉高。腰麻阻滞平面达到

T_{10}，可以满足手术的镇痛需求且能良好地阻断止血带反应，亦不影响术后预防性药物抗凝治疗。为了减少腰麻后低血压的发生，同时增加患者的舒适度，加速术后下肢活动的恢复，可选择单侧腰麻。腰丛阻滞联合坐骨神经阻滞，能满足手术需求，但应注意局麻药浓度和总量，避免局麻药过量。选择何种麻醉方式，需要根据患者的个体情况权衡利弊，无依据表明区域麻醉或全身麻醉对患者的远期预后更为有利。

（八）急性创伤手术的麻醉

急性创伤患者的病情具有以下特点，病情紧急、危重、复杂，伴有剧痛，多非空腹，部分严重创伤患者可能有低体温、酸中毒、凝血功能障碍。对于创伤患者的麻醉选择需综合考虑创伤部位、手术性质、患者情况及麻醉医生的经验。神经阻滞适用于创伤小、失血少的患者，患者手术期间保持清醒，有助于神经功能及意识状态的评估，但循环不稳、意识不清及呼吸困难患者慎用；椎管内麻醉适用于下肢创伤手术，但严重低血容量甚至休克患者禁用腰麻，在补充血容量的前提下，慎用硬膜外阻滞，但如同时存在凝血功能障碍，则忌用硬膜外阻滞；全身麻醉适用于各类创伤患者。

二、典型手术麻醉的配合

（一）老年患者髋关节手术

老年患者常见的髋关节手术包括髋关节骨折修复，全髋关节置换术及髋关节脱位闭合复位术。患者大多年老体弱，尤其是髋关节骨折患者，大多数患者合并冠心病、脑血管疾病、慢性阻塞性肺疾病或糖尿病。常因摄入不足而存在不同程度的脱水，术前常出现低氧血症。

老年髋部骨折患者应尽早手术（＜48h），可显著降低术后病死率，有利于改善高龄髋部骨折患者的预后，但尽早手术将会使麻醉前评估和准备的时间有限，对麻醉医生提出了更大的挑战，麻醉方案的选择和管理就显得至关重要。加速康复外科（ERAS）发展的早期被称为快通道手术，目的是减少住院时间及快速出院，强调加快患者的术后康复。快通道手术可不受年龄、术前功能状态及并发症等条件限制，应用于全髋置换、全膝置换、肩关节置换、高龄髋部骨折及关节翻修等骨科手术中。快通道手术的核心理念是减轻患者对手术创伤的应激反应，从而避免术后并发症，加速患者术后恢复。

神经阻滞的优点使其成为快通道手术顺利实施不可或缺的一部分。在快通道手术环节，神经阻滞有利于维持正常体温、减少全麻药和肌松药药量，有利于早苏醒、维持组织灌注和氧合、预防深静脉血栓，术后有利于早期恢复肠道功能、控制术后恶心呕吐，有利于尽早经口饮食、早期下床活动。区域麻醉或神经阻滞复合镇静将麻醉范围局限于下肢或髋部，并且避免了气管内插管，有效减少了麻醉和手术对肺功能的影响，有利于降低老年髋部骨折患者术后肺部并发症的发生率。同时，有助于控制手术应激反应引起的高凝状态，术后尽早恢复抗凝治疗。

1.麻醉方法

（1）气管内插管全身麻醉的缺点是对生理影响大，术后镇痛不完善，术后恢复时间长，不利于功能锻炼。

（2）如凝血功能正常，也可选用单侧蛛网膜下腔麻醉。

（3）区域神经阻滞麻醉复合镇静或喉罩麻醉。

首选椎管内麻醉或神经阻滞麻醉的许多研究表明，全髋关节置换术选择椎管内麻醉较全身麻醉能显著减少术中失血，原因可能是术中血压降低、血流重新分布、局部静脉压降低等。神经阻滞麻醉可减少深静脉血栓和肺栓塞的并发症，尤其适应老年患者。神经阻滞麻醉可用于术后镇痛，减少术后出血，加速恢复。

2.麻醉管理要点

（1）类风湿髋关节强直无法进行硬膜外穿刺者应选用全麻。

（2）若颈椎活动受限，可采用清醒经鼻纤维支气管镜插管。

（3）对于联合应用抗凝药的患者，建议选择全麻。

（4）空心钉内固定、髓内钉内固定、外固定支架创伤小，出血量少；钢板内固定、全髋关节置换术创伤大，出血多，需注意液体补充和血容量的平衡。

（5）髓内针内固定发生脂肪栓塞的概率大于其他方式。

（6）骨水泥型全髋关节置换术有可能发生骨水泥反应综合征。

3.护理配合

（1）关注手术体位对患者的影响，老年患者髋部手术多取侧卧位，对潜在肺功能障碍者易产生体位性通气/血流比值失调引起的低氧血症。肩部受压可能影响腋动脉和臂丛神经，股部加压影响股部神经血管。应放置腋垫及骨盆固定架，以减轻对血管和神经的压迫。

（2）密切观察生命体征变化，迅速、及时配合处理并发症。全髋关节置换有3个可危及生命的并发症：骨水泥反应综合征，术中、术后出血及静脉血栓塞，应严密观察血压和心电图的变化，必要时行有创动脉压监测。使用骨水泥前应提高吸入氧浓度，维持正常血容量，行股骨髓腔高压灌洗去除组织碎片（潜在的微栓子）。

（3）协助完成血液稀释疗法，术前进行血液稀释，心功能正常的患者可在手术开始前快速补充胶体500~1000mL，使红细胞比容（HCT）降低，减少血液有形成分的丢失。

（4）保持静脉通路通畅，术中及时补充血容量，避免低血容量。

（5）积极准备并配合完成自体血回收。

（二）全膝关节置换术

常见于保守治疗无效的膝关节病变。

1.麻醉方法

全身麻醉、椎管内麻醉（腰麻或硬膜外阻滞）、神经阻滞麻醉。

2.麻醉管理要点

（1）避免低氧血症和二氧化碳潴留或过度通气，如患者合并冠心病，术中维持氧供需平衡，控制心室率在50~70次/分，维持适当的容量负荷；确保血红蛋白含量在80g/L以上，保持血压平稳，血压波动控制在基础值±20%范围内。

（2）使用充气止血带可提供无血视野，极大地方便手术操作，但使用止血带也可能引起一些潜在的问题，包括血流动力学改变、疼痛、代谢改变、动脉血栓形成和肺栓塞。

（3）术中止血带充气时，血液纤溶活性增强，因此，该类手术后一般常用抗纤溶药物，以减小术后出血量。止血带放气时容易出现血流动力学波动，应严密监测，及时处理。

（4）膝关节术后疼痛剧烈，而且需要进行早期功能锻炼，宜采用以神经阻滞为主的多模式镇痛方式，以防止关节粘连，促进早期康复。

（5）可能出现骨水泥反应综合征。

（6）术中采用止血带失血量较少，但是术后引流量可能增加，因此，许多高危患者需要在术后严密监测引流量。

3.护理配合

（1）正确使用止血带，充气及放气前与麻醉医生沟通。

（2）为减少手术失血量，可在切皮前静注氨甲环酸1g，缝合切口时追加1g。

（3）采取保温措施以保持体温正常或≥36℃。

（4）非术侧下肢穿弹力袜或术中使用空气压噻氯匹定泵。

（5）避免心脏处于电刀回路内，电极板贴于非术侧下肢。

（6）注意骨水泥植入综合征（BCIS）发生的可能性。

（7）及时配置局部浸润镇痛的局麻药混合液，分别于手术开始时在手术切口处皮下浸润、术中骨水泥注入前浸润关节囊后方、术毕关节囊内注射。

（三）肩关节镜手术

常见于保守治疗无效的肩关节病变。

1.麻醉方法

气管内插管全身麻醉联合神经阻滞麻醉，以提供良好的术中及术后镇痛，有利于减少应激反应和循环管理。

2.麻醉管理要点

（1）肩关节腔的冲洗可导致颈肩部水肿，限制颈部活动，造成严重的上呼吸道水肿，应做好气道管理。

（2）沙滩椅位使回心血量减少，引起循环抑制，注意维持生命体征平稳。

（3）沙滩椅位会减少脑动脉血流，造成脑灌注不足，引起一系列并发症，必要时应监测脑氧饱和度或颈内静脉氧饱和度。

3.护理配合

（1）如需摆放沙滩椅位，应正确摆放体位，固定好头部，保障气道通畅，术中勤检查。

（2）沙滩椅位血压测量的零点位置应处于外耳道高度水平，对于高风险患者，控制性减压不宜过低。

（3）肩关节腔灌注液持续灌注时，应控制压力，以免压力过高，冲洗液渗透到组织疏松薄弱的颈胸部。

（四）膝关节镜手术

1.特点

（1）手术时间短、手术台次多；手术接台快，麻醉诱导、苏醒快。

（2）手术刺激小，镇痛药物用量少。

（3）门诊患者多，苏醒完全，无麻醉后残留效应。

（4）关节腔内注射丁哌卡因、罗哌卡因等局麻药，术后有疼痛。

2.麻醉管理要点

（1）椎管内麻醉：操作复杂，时间长。

（2）腰丛+坐骨神经阻滞麻醉：操作复杂，时间长，但术后镇痛效果佳。

（3）单纯静脉麻醉：起效快、苏醒快，麻醉后残留效应较强。

（4）静吸复合麻醉（气管插管）：起效快、苏醒快、麻醉后残留效应较弱。

（5）股神经阻滞+静吸复合麻醉（喉罩）：全身麻醉药物用量减少、苏醒快，术后镇痛效果佳。

第三节　骨科手术麻醉的相关问题

一、充气止血带

肢端使用充气止血带可提供无血术液、极大地方便手术操作。但使用止血带也可能引起一些潜在的问题，包括血流动力学改变、疼痛、代谢改变、动脉血栓形成和肺栓塞。

现多采用电动气压止血带，止血带应根据患者年龄及肢体的周径、组织厚度选择合适的宽度，在肢体正确的部位捆扎，设定合适的压力与时间。控制压力上肢≤35kPa（262.5mmHg）、下肢≤50kPa（375mmHg）。通常上肢止血带应用≤1h、下肢应用≤1.5h后应放松10~15min，以免组织缺血时间过长。若需继续使用，可放气恢复肢体血流10~15min再重新充气。止血带的部位，上肢应置于上臂上1/3处，下肢应置于大腿上1/3处。选择合适的衬垫保护皮肤，要求柔软、平整无皱褶，避免引起皮肤压伤或水疱。气囊止血带充气之前，应抬高患肢并使用驱血带，驱血必须彻底，否则静脉淤血达不到止血目的。患肢恶性肿瘤及感染性病变禁用驱血带，可抬高患肢3min后，将止血带充气。

止血带的充气压力设定通常比患者的基础收缩压高100mmHg。长时间充气（>2h）可因缺血导致一过性肌肉功能障碍，甚至可引起横纹肌溶解或永久性神经功能受损。止血带的充气压力还与下肢手术患者体温升高有关。下肢驱血及止血带充气后，血容量快速进入中心循环，通常情况下并无临床意义，但左心功能不全的患者常难以耐受使用双下肢止血带所致的中心静脉压和动脉血压的升高。清醒的患者在使用充气压力高于收缩压10mmg的止血带数分钟后就会感受到止血带痛。目前对这种剧烈的烧灼样疼痛感的机制和神经通路尚缺乏精确解释，如果不是全麻，即使区域阻滞的效果已满足手术要求，止血带痛也会随着使用时间的延长而逐渐加重，需要追加麻醉性镇痛药以缓解患者的疼痛。全麻期间止血带的疼痛刺激通常表现为止血带充气大约1h后患者的平均动脉压逐渐升高，交感神经逐渐激活的征象包括显著的高血压，心动过缓和出汗，止血带痛的出现及伴随的高血压受很多因素的影响，包括麻醉方式（区域麻醉还是全麻）、区域麻醉的阻滞范围，局麻药的种类和剂量（影响阻滞的强度）以及是否应用辅助镇痛药等。

松止血带能立即缓解止血带痛及其伴随的高血压，同时伴有中心静脉压和动脉压的显著下降，心率加快和核心体温下降。缺血肢体积累的代谢产物进入血循环增加了动脉血的二氧化碳分压，呼气末二氧化碳分压、血清乳酸和血钾水平。对于保留自主呼吸的患者，这些代谢性改变可引起每分通气量的增加，偶尔可能引起心律失常。

下肢止血带引起的缺血可导致深静脉血栓形成。即使是诊断性膝关节镜检查之类的小手术，在松止血带时，用经食管超声心动图也可检测到亚临床肺栓塞（右心房和心室粟粒状的栓子）。据文献报道，大的肺栓塞偶尔发生在全膝关节置换术的大腿驱血、止血带充气和松止血带后。

因肢体血循环停止后，组织缺氧而产生一些血管扩张性物质，止血带放松后，患肢的毛细血管床呈反应性扩张，血液大量流入患肢内，即可引起一过性血压下降。如放松止血带之前患者已有血容量不足，则更易发生血压下降，故在放松止血带之前，应适当加速输血补液的速度。两个肢体同时使用止血带时，不可同时放松。

另外，还可能有止血带麻痹发生，原因有：压力过大造成神经干挤压伤；压力过低，使神经干内静脉血淤滞及出血浸润；止血带使用时间过长。

二、深静脉血栓（deep vein thrombosis，DVT）

（一）深静脉血栓形成的常见病因

这是许多骨科和大手术患者、肿瘤和其他慢性病患者的主要合并症，被称为继心血管疾病和脑血管疾病后的第三大血管疾病。国外调查数据显示，骨科尤其是髋关节和下肢手术静脉血栓形成率达8%～54%。所以在国外，对于大手术以及高危患者，在防止围手术期深静脉血栓形成方面都给予高度重视，采取了各种预防措施。静脉血栓的形成不同于动脉血栓，局部血流淤滞在静脉血栓形成中起重要作用，血管损伤多为诱因。血流缓慢、血管损伤和血液成分改变引发高凝状态是深静脉血栓形成的基本条件。

1.血管损伤

手术操作和体位压迫，骨水泥的热效应和大腿止血带等都有可能引起血管损伤，特别是出现血管内皮损害。

2.高凝状态

手术创伤导致血管破损出血后，机体将动员一切凝血机制以阻止失血，激活凝血因子，纤维蛋白原激活物增加；手术期间血小板黏附性和积聚性增高；某些患者本身的生理改变就有可能在术期呈现高凝状态。

3.静脉血流减慢

术前活动减少、麻醉及术中静止不动、低血压、血黏度增高、术后长期卧床等都会导致下肢静脉血流减慢，这将改变血管内正常的层流状态，使血液中的有形成分，特别是血小板更多地靠近血管壁，如果血管内皮异常，就容易形成血栓。

4.静脉血栓形成的其他危险因素

年龄大于40岁、妊娠、产后、高脂血症、家族性高凝状态、充血性心力衰竭、肾病综合征、曾患有静脉曲张、深静脉血栓、恶性肿瘤有病态肥胖、口服避孕药、骨盆创伤、脊髓损伤、严重感染等都是深静脉血栓形成的危险因素。长时间的大手术，尤其是开胸、开腹、下肢骨折、神经外科及泌尿外科手术容易出现术期深静脉血栓。

（二）深静脉血栓的预防

对于深静脉血栓形成的预防，可以采用物理和药物或两者结合的方法。

1.基本预防

（1）手术操作者力求避免损伤静脉内膜。

（2）规范使用止血带。

（3）术后抬高患肢，防止深静脉回流障碍。

（4）术中和术后适度补液，避免因脱水而增加血液黏度。

（5）对患者普及预防静脉血栓相关知识，鼓励患者勤翻身、早期功能锻炼、下床活动、做深呼吸以及咳嗽动作。

2.物理（机械）方法

让患者尽早活动下肢，如果患者不能够主动活动下肢时，应该抬高下肢，对下肢进行定期的被动活动。

（1）间歇充气压力泵：间断充气，分别对踝部、小腿和大腿产生45mmHg、30mmHg和20mmHg的压力，使下肢血流速度增加，防止下肢深静脉血栓形成。

（2）分级加压弹性长裤：具有独特的最适合人体血流动力学的压力模式，能对静脉给予有效的压力支持，减少静脉内径，能将深静脉血栓形成的发生率减少50%，还能防止静脉曲张。

3.药物方法

（1）小剂量肝素皮下注射：与抗凝血酶结合后，使抗凝血酶的活性增强，使激肽释放酶、凝血因子（Ⅶ、Ⅺ、Ⅸ、Ⅹ）和凝血酶失活，从而阻断凝血级联反应。肝素还可以防止血小板黏附和积聚，能够增加组织纤溶酶原激活物和尿激酶的作用，增加纤溶活性，加速血栓溶解。

（2）低分子肝素：皮下注射每日1次。

（3）华法林：能够拮抗维生素K（参与凝血因子的合成，维持血液的凝固）的作用。

对抗凝药物的反应，个体间差异较大，如果用量不够，仍会有相当比例的患者术后出现深静脉血栓。

（三）深静脉血栓与麻醉

研究表明椎管内麻醉较全麻能降低深静脉血栓（DVT）的发生。

（1）交感神经阻滞使阻滞平面以下血管扩张，下肢动静脉排空率增加，血流量及血流速度增加，对血栓形成有抑制作用。

（2）降低血液黏滞性，红细胞变形增加。

（3）对纤溶的抑制和凝血因子激活明显低于全麻，降低了血液高凝状态。

（4）全麻的显著应激和儿茶酚胺增加，促进血小板聚积，加速血液凝固。

三、自体血液回输

自体血液回输是将患者术中、术后出血或体腔积血经回收、过滤、离心、洗涤后再回输给患者。由于近年来临床用血日益增多，血源日趋紧张，尤其是稀有血型的供血困难，异体输血费用升高，加之异体输血可能带来不良反应和传染性疾病的传播，使异体输血不再成为提供血源的唯一途径。自体血液回输由于简便、安全、有效，可以减少或避免异体输血反应及并发症，节约血源，越来越受到医学界的重视。目前，自体输血已普遍用于临床治疗。

（一）自体血液回输的主要优点

（1）自体输血可避免异体输血造成的血源性感染，节约费用和血源，减轻血液库存压力。

（2）自体输血无须检验血型及交叉配血，可解决急需输血而血源短缺的困难，对稀有血型和有免疫抗体的患者围手术期用血尤为重要，也有利于抢救紧急、危重的患者。

（3）自体血液红细胞新鲜，携氧功能较库血佳，且不产生对血液成分的免疫反应，避免了大量输库血导致的钙离子浓度降低，有利于消除患者输异体血的恐惧心理。

（二）自体血液回输的适应证

凡估计术中失血量超过1000mL者，可采用自体血液回输。一般认为心血管外伤出血、脾破裂、宫外孕、肠系膜血管破裂等腹腔出血，均可回输。对于择期手术且预计术中出血量大的患者，采用自体血回输法，可明显改善患者的身体情况，有利于患者的愈后。

（1）骨科大手术，如脊柱手术、全髋置换术等。

（2）心血管手术。

（3）急症手术。

（4）器官移植手术。

（5）脑外科手术。

（6）术后无污染的引流血。

（7）不愿或不能输异体血的患者。

（三）自体血液回输禁忌证

（1）败血症和血液已被污染。

（2）恶性肿瘤患者。

（3）回收血液超过规定时间。

（四）自体血液回输注意事项

（1）负压吸引不可过高，以免破坏红细胞。

（2）回输血液时应强调无菌操作，防止污染。

自体血液回输的时间原则上以24h之内为宜。据文献报道：26～44h自体血液回输无明显不良反应，但超过48h应谨慎。如回输血液呈暗红、不透明，或针对有穿透伤、开放伤和已有寒战发热的患者，应禁输。

四、骨水泥反应综合征

骨水泥反应综合征是指在骨水泥型假体置入过程中出现的急性低血压、低氧血症、心律失常、心搏骤停、肺动脉高压和心排血量降低等并发症的总称。

骨水泥为一种高分子聚合物，包括粉剂和液态单体，临用时将两者混合充分搅拌成团状，自凝成固体而起作用。混合过程产热高达80℃～90℃。单体具有挥发性、易燃、刺鼻，对皮肤有刺激性和较大毒性，单体成分多，副作用多，可渗透入血液，高浓度不仅具有心肌抑制毒副作用，而且可破坏血液中的粒细胞、单核细胞等，使之释放蛋白水解酶，发生细胞和组织溶解。骨水泥单体被吸收后引起组织凝血酶释放，血小板的活性增加，容易形成血栓。

髓腔压力变化和肺部脂肪栓塞的关系：骨黏合剂填入骨髓腔后，髓腔内压急剧上升，可导致空气、脂肪、骨髓颗粒等物质被挤入静脉而抵达肺循环，可造成肺栓塞。采取降低髓腔压力措施，如彻底的髓腔冲洗、采用骨水泥枪以及排气管（孔）等一系列减少髓腔压力增高的措施，可以减少并发症的发生。

术中骨水泥反应综合征的处理：预防性使用升压药，补充血容量，充分吸氧。血容量不足和高血压患者应用骨黏合剂，更易出现低血压。植入骨水泥前使用多巴胺、甲泼尼龙、琥珀酸钠或H1、H2受体拮抗剂，可有效防治心血管反应。

第四节　神经阻滞麻醉的护理配合

一、麻醉前护理

（一）心理护理

患者进入麻醉预备室后，护士态度和蔼，安置患者取舒适卧位，常规连接监护仪观察生命体征，向患者解释超声引导下周围神经阻滞及导管置入术的麻醉步骤、配合要点等，消除患者的紧张、恐惧心理，积极配合麻醉。

（二）特殊物品准备

超声机1台、高频和低频探头各1个、超声导电糊、神经刺激仪、周围神经置管套件、心电监护仪、无菌敷料包、医用保护套，5mL 20mL注射器，利多卡因注射液、利多卡因凝胶、1%罗哌卡因注射液、聚维酮碘。

二、麻醉中护理

（1）安置体位：护士协助患者取平卧位或侧卧位，患侧肢体外展，充分暴露手术野。

（2）手术区消毒：用消毒钳取3块纱球用聚维酮碘浸湿，于穿刺点15cm范围内依次消毒3次。打开无菌包取两块无菌巾，1块燕尾式折叠铺于穿刺点两侧，1块横铺于穿刺点另一侧。护士打开无菌周围神经置管套件，将穿刺针、导管依次放置于无菌台上。

（3）无菌处理超声探头：遵医嘱选择合适的超声探头，护士将适量导电糊挤于一个无菌医用保护套内，用此保护套绷紧包裹超声探头，探头表面须平整无皱褶，以利于超声显示。无菌手套其余部分牢固系在超声探头杆上，然后将无菌处理后的超声探头放在无菌治疗巾上备用。

（4）局部麻醉：护士协助医生抽吸局部麻醉药液，常规使用利多卡因注射液，医生在穿刺点行局部麻醉。

（5）连接神经刺激仪：将抽取了局麻药的注射器连接在周围神经置管套件上，导管的导线端与神经刺激仪连接。

（6）超声引导下穿刺：医生将利多卡因凝胶涂抹于穿刺部位，在超声引导下清楚显示靶神经和神经血管鞘，且神经血管鞘内血流信号明显，取穿刺针在穿刺点进针，根据超声定位深度，在影像引导下避开血管进针至神经鞘内。

（7）神经刺激仪确定靶神经：护士打开神经刺激仪，将电流刺激强度调至1mA，脉冲波频0.1毫秒，观察神经支配区肌肉抽搐，下调刺激电流至0.5mA，证实已接近靶神经，协助医生随之置入导管。

（8）固定导管：用无菌贴膜固定导管，将导管外接口用无菌敷料包扎，以便分次给药。

（9）麻醉过程中全程安抚患者，使之积极配合麻醉。

第四章　创伤骨科手术麻醉和护理

骨或软骨组织遭受暴力作用时发生的骨组织或软骨组织的完整性或连续性部分或全部中断或丧失，称为骨折。治疗的基本原则是急救、复位、固定及功能锻炼。依据骨折是否和外界相通分为开放性骨折和闭合性骨折；依据骨折的程度分为完全性骨折和不完全性骨折；依据骨折后的时间分为新鲜骨折和陈旧性骨折。

第一节　肱骨骨折

肱骨干骨折系指肱骨外科颈以下 1~2cm 至肱骨髁上2cm之间的骨折，占全身骨折的1.31%。肱骨干骨折高发年龄段为21~30岁，平均年龄呈增长趋势，男性多于女性。多发于肱骨干的中部，其次为下部，上部最少。肱骨中下1/3骨折易合并桡神经损伤，下1/3骨折易发生骨不连。

下面以肱骨骨折为例阐述手术麻醉与护理措施。病例摘要：患者，女，59岁，滑倒后致右上臂畸形、疼痛、肿胀，右手腕下垂，右手背侧皮肤感觉迟钝4h而入院。患者有慢性阻塞性肺病8年。胸部X线检查：肺纹理增粗，部分呈蜂窝状或卷发状阴影。肺功能检查：严重通气功能障碍，FEV_1/FVC 0.45。血气分析：pH7.31，$PaO_2$58mmHg，$PaCO_2$50mmHg，BE-2.1mmol/L。心电图检查：房颤，心室率90次/分。心脏超声检查：右心室增大，右心室收缩功能降低，EF55%。右肱骨X线正侧位片检查：肱骨中下段斜形骨折。拟行"肱骨骨折钢板螺丝钉内固定术"。

一、手术麻醉

（一）术前评估与准备

1.肱骨干骨折分型与手术方式

常用长管状骨骨折综合分类系统，即"AO分型"，分为A、B、C3种类型，各自又分3个亚型。

A型：简单骨折。A1为螺旋形简单骨折，A2为斜形简单骨折（≥30°角），A3为横断简单骨折（<30°角）。

B型：楔形骨折。B1为螺旋楔形骨折，B2为弯曲楔形骨折，B3为碎裂楔形骨折。

C型：复杂骨折。Cl为螺旋复杂骨折，C2为多段复杂骨折，C3为无规律复杂骨折。

肱骨干骨折手术方式包括钢板螺丝钉内固定、顺行或逆性交锁髓内钉、外固定支架等。

2.上肢的感觉神经分布

除肋间臂神经外，臂丛的其他神经都从肌间沟通过。臂丛来源于颈神经的第5、6、7、8前支和第1胸神经，有时也有来自第4颈神经和第2胸神经。离开椎间孔后，这些神经向前、外侧行进，到达前、中斜角肌间隙。在这一段上，神经根形成3个主要的神经干，根据它们相互间的位置可分为：上干（$C_{5\sim6}$）、中干（C_7）和下干（C_8，T_1）。在相当于锁骨中段水平处，每一干又分成前、后两股。上干与中干的前股组成外侧束，下干的前股组成内侧束，3个主要神经干的后股组成后束。各束在喙突平面分出神经支，外侧束分出肌皮神经和正中神经外侧头，后束分为腋神经和桡神经，内侧束分出尺神经、臂内侧皮神经、前臂内侧皮神经和正中神经内侧头。各神经皮肤感觉支配如下：

（1）腋神经（$C_{5\sim6}$）：支配三角肌表面的皮肤。

（2）肌皮神经（$C_{5\sim7}$）：支配前臂前外侧的感觉。

（3）桡神经（$C_{5\sim8}$，T_1）：分布臂后皮肤、臂外侧皮肤、前臂后皮肤、手背桡侧半和桡侧两个半手指近节背面的皮肤。

（4）正中神经（$C_{5\sim8}$，T_1）：支配掌心、桡侧3个半手指掌面及其中远节指背的皮肤感觉。

（5）尺神经（C_8，T_1）：手背支支配手背尺侧半、小指、环指和中指尺侧半背面皮肤，尺神经的浅中支分布于小鱼际、小指和环指尺侧半掌面的皮肤。

（6）臂内侧皮神经（T_1）：支配臂内侧皮肤，上臂内侧、后侧皮肤有肋间臂神经（T_2）参与支配，两神经有交通。

（7）前臂内侧皮神经（T_1）：支配前臂内侧皮肤。

3.麻醉前评估与准备

麻醉前应明确是开放性骨折还是闭合性骨折。开放性骨折往往需急诊手术，患者可能失血过多、饱胃，甚至有并发症状和体征尚不明显的颅脑外伤、心胸外伤或腹部外伤。患者的既往病史有时也不清楚。麻醉风险大，整个围手术期需密切观察。闭合性骨折一般为择期手术，准备时间充足，合并外伤已明确或已排除，没有休克和饱胃情况，麻醉处理相对简单。

此患者为闭合性肱骨骨折合并桡神经损伤。通过询问病史，了解受伤情况和过去病史，观察患者的反应和意识状态，呼吸是否平稳，口唇和眼睑颜色，测定血压、心率、脉搏血氧饱和度（SpO2）。除常规术前实验室检查外，怀疑胸部外伤应做胸部X线检查，怀疑颅脑受伤时行CT或核磁共振检查，怀疑腹部损伤时应行B超检查。

此患者有慢性心肺疾患病史，肺功能检查提示严重通气功能障碍；心脏超声右心室增大，射血分数（EF）55%，心房内未见血栓。心电图（ECG）检查示房颤，心室率（90次/分）控制良好。

4.麻醉方法的选择

此患者有以下两个特点：一是有慢性阻塞性肺疾病、房颤和心功能降低；二是合并桡神经损伤。神经阻滞时能保留自主呼吸，主动咳出气道分泌物，对心功能和血管外周阻力的影响小，所以即使有神经损伤，也应首选臂丛阻滞。神经损伤不是神经阻滞的绝对禁忌证，但术前明确有助于麻醉选择和减少医患纠纷。神经损伤表现分为两种：一种是神经功能丧失或减弱，受伤神经所支配的感觉消失、运动障碍，不伴有疼痛，如神经离断的患者；另外一种是神经损伤患者表现为明显疼痛，甚至痛觉过敏，常见于神经受压、药物刺激等。神经损伤患者的手术部位通常由此神经受伤部位以上的神经分支或其他神经支配（如桡神经损伤探查部位可涉及腋神经和肌皮神经等），可以实施受伤近端的神经阻滞。建议只进行单次阻滞，利于术后病情观察。臂丛阻滞时可行复合镇静或喉罩麻醉，减少患者的紧张感，完善麻醉效果。如患者不愿接受臂丛阻滞或不具备臂丛阻滞技术，也可选用气管内插管全身麻醉，但对呼吸循环影响较大。

（二）术中管理

1.臂丛阻滞的实施

神经阻滞之前可静脉给予咪达唑仑1~2mg；芬太尼50μg。监测血压、心电图和SpO$_2$，必要时吸氧。

超声引导下的臂丛阻滞效果好、并发症少。选用肌间沟入路或锁骨上入路，联合腋窝入路效果更好。先在肌间沟入路或锁骨上入路注入0.375%~0.5%的罗哌卡因20mL，然后轻轻外展上肢，在腋窝入路注入0.375%~0.5%的罗哌卡因15mL，在腋动脉外上方皮下注入罗哌卡因5mL，以阻滞肋间臂神经。

2.腋路、肌间沟、锁骨上、锁骨下臂丛阻滞的优缺点

腋路臂丛阻滞的优点是容易实施，尺侧阻滞完全，除了局麻药中毒外，不会出现气胸、Honer综合征、膈神经阻滞、椎管内阻滞等其他严重的并发症；缺点是肱骨近端、肩关节手术等上肢近端手术阻滞效果不好。

肌间沟臂丛阻滞的优点是容易实施，主要用于上肢近端手术；缺点是尺侧阻滞效果差，几乎都会阻滞膈神经。

锁骨上臂丛阻滞的优点是神经比较集中，位置表浅，阻滞的范围相对大；缺点是距离肺尖太近，易发生气胸。

锁骨下阻滞的优点是尺侧阻滞完全；缺点是位置相对较深，操作较困难，后束离肺较近，易发生气胸，上肢近端效果差。

3.行肌间沟臂丛阻滞的患者主诉呼吸困难的处置

肌间沟臂丛阻滞的患者发生呼吸困难，大多数为膈神经阻滞后的膈肌麻痹所致，多为轻度呼吸困难或呼吸感觉改变，可首先应用鼻导管或面罩吸氧，向患者解释不必紧张并进行观察，大多数患者半小时后即可缓解。如果呼吸困难不缓解或进行性加重，应考虑气胸的可能。

4.肌间沟臂丛阻滞后膈肌麻痹的发生率

膈神经主要由颈3、4、5神经的前支组成，先走行于前斜角肌上端的外侧，继沿该肌前面下降至其内侧，在锁骨下动、静脉之间经胸廓上口进入胸腔。另外，有48%~74%的人有1~4支副膈神经，多为单侧，大多数从颈5或颈5、6神经的前支发出，在膈神经的内侧或外侧走行，在锁骨下静脉附近加入膈神经。肌间沟臂丛阻滞后单侧膈肌麻痹的发生率几乎为100%，多发生在阻滞后15min内。单侧膈肌麻痹肺活量下降约30%，由于人体的肺通气功能有较大的储备能力、膈神经的不完全阻滞及未阻滞副膈神经等原因，对大多数患者平静状态时的通气量无明显影响，但有少数患者（特别是术前合并有呼吸功能障碍的患者）有胸闷、气短表现，症状会在吸氧后缓解。双侧完全性膈肌麻痹时，肺活量下降约80%，患者表现为呼吸费力，严重的有呼吸困难，腹部反常呼吸（吸气时腹部凹陷）和辅助呼吸肌运动增强。膈肌运动在阻滞3～4h后恢复正常，术后不会进一步恶化。

锁骨上臂丛阻滞时膈神经阻滞的发生率较低，锁骨下和腋路臂丛阻滞时不会发生膈神经阻滞。

5.降低肌间沟臂丛阻滞后膈肌麻痹的方法

采用超声引导肌间沟臂丛阻滞相较于神经刺激器引导膈肌麻痹发生率降低。将局麻药剂量控制在10mL以内可以降低膈肌麻痹的发生率。另外，将针尖置于离肌间沟臂丛神经后缘4mm的部位进行局麻药注射也可以减少膈肌麻痹的发生。

6.腋路臂丛阻滞和肌间沟臂丛阻滞遗漏神经的预防

传统的腋路臂丛阻滞最容易遗漏肌皮神经和腋神经，因为这两个神经从腋鞘发出的位置比较高，以往的改善方法是大容量局麻药（40mL），压迫注射部位下端和注射后患肢靠近躯体放置。使用超声引导的神经阻滞时，可分别单独阻滞它们。肌皮神经在腋动脉的外下方，腋神经在四边孔的部位。肋间臂神经支配上臂内上侧的皮肤，通过在腋动脉上方的皮下注射3～5mL局麻药即可阻滞。

肌间沟臂丛阻滞时，发自下干的神经（C_8，T_1），即尺神经、臂内侧皮神经和前臂内侧皮神经常阻滞不全。大容量局麻药（40mL）和压迫注射部位上端是常用的改善方法。推荐最安全和有效的办法是肌间沟复合腋路臂丛阻滞。

7.实施腋路臂丛阻滞后，患者主诉止血带疼痛的处理

在腋动脉上方的皮下注射3mL局麻药阻滞肋间臂神经；静脉注射50～100μg的芬太尼；效果不佳时，可给予静脉麻醉或吸入麻醉。如果手术条件允许，可暂时放开止血带，过一段时间再充气。

8.双侧臂丛阻滞的入路

可一侧选择腋路，另一侧选择肌间沟或锁骨上入路。避免同时行双侧肌间沟或锁骨上入路，因为存在双侧膈神经阻滞、双侧喉返神经阻滞和气胸的风险。也可行双侧腋路阻滞，但应注意局麻药不要超过极限量。

（三）术后管理

1.术毕患者主诉呼吸急促的处理

臂丛阻滞的患者术毕出现呼吸急促和困难，需要排除气胸的可能。如有皮下气肿则提示气胸。如果确诊为气胸（患侧呼吸音降低，胸部X线检查示肺压缩），需明确肺压缩程度，50%以上多需要治疗，可在第2肋间放置粗针头排除气体，或放置胸腔引流管接引流瓶。

2.患者如何进行术后镇痛

可选择患者自控静脉镇痛或连续臂丛置管镇痛，同时口服非甾体类抗炎药作为镇痛方案的一部分。

3.术后第2天，患者主诉右前臂和右手持续麻木、感觉异常的处理

多种因素会引起术后上肢麻木：受伤时的直接神经损伤，受伤后的不适当搬动致肱骨断端损伤神经，术中上肢位置不当引起神经受压，术中使用牵引，术后包扎过紧，术后神经阻滞效果未退，等等。排除这些原因之后，再考虑麻醉操作和局麻药神经毒性反应所致的神经功能障碍。既往损伤、糖尿病和酒精性神经病变也可引起神经功能障碍。

仔细询问既往史和现病史，所用的局麻药物、浓度和剂量及合用药物，穿刺时是否有异感，阻滞起效时间和消退时间。

详细的体格检查明确受损神经，有助于鉴别诊断。麻木呈手套或袜套样分布提示止血带损伤，神经异感呈皮区分布提示穿刺针引起的损伤。肌电图和神经传导检查也有利于临床诊断和评估。

大多数神经损伤（特别是穿刺损伤）可以在数天或数周内恢复，极少数出现永久性损伤。镇痛、理疗、神经营养治疗是常用方法。必要时请疼痛科和神经科医生会诊。

此患者术前已有桡神经损伤，术中进行了探查和相应处理。术后第2天右手麻木仍考虑为术前存在的桡神经损伤并未恢复。如术后3个月无恢复或好转迹象，需要再次行神经探查手术。

二、护理措施

肱骨近端由肱骨头、大结节、小结节和肱骨上段构成。肱骨头的血供主要由旋肱前动脉及旋肱后动脉供应。肱骨近端骨折最常用的分型方法是Neer分型，依据肱骨近端的4个解剖部位（肱骨头，大、小结节，肱骨干近端），移位的标准是依据骨折移位的程度：即断端移位＞1cm或成角＞45°。未超过上述明显移位标准的轻度骨折属于一部分骨折；某一主骨块与其他三部分有明显移位的为两部分骨折；两个骨折块之间有明显移位及与另外两部分之间均有明显移位的骨折为三部分骨折；肱骨上端4个主要骨块之间均有明显移位的是四部分骨折，最有可能发生缺血性骨坏死。

（一）适应证

手术适应证包括有移位的外科颈二部分骨折，有移位的（＞5mm）大结节骨折，有移位的三部分骨折，年轻的有移位的四部分骨折。固定类型主要依据患者的年龄、活跃水平、骨质量、骨折的类型及外科医生的技术能力来选择。

（二）体位

沙滩椅位，上身抬高45°～60°，小腿与地面平行，保护好骨隆突处，用约束带固定好患者。

（三）切口

选择三角肌与胸大肌间沟入路，切口始于喙突外侧缘，向肱骨的三角肌粗隆方向延伸。

（四）用物准备

1.基本用物
上肢手术器械包、无影灯灯柄、肢体布类包、大衣包。
2.一次性用物
10号刀片、20号刀片、11号刀片、2-0带针慕丝线、3-0带针慕丝线、0号可吸收缝线、3-0慕丝线、医用手术薄膜45cm×45cm和30cm×20cm、孔被、抽吸器管、冲洗器、硅胶管、防反流引流袋、无菌纱布垫、无菌手套、电刀笔、电刀笔清洁片、电钻保护套、骨蜡。

3.特殊用物

肱骨近端内固定器械，肱骨近端钢板、螺钉等内植入物，克氏针。

（五）步骤与配合

1.手术野常规皮肤消毒、铺单

患者沙滩椅位，消毒剂消毒皮肤，协助术者铺无菌巾单，术野贴医用手术薄膜。

2.切开皮肤、皮下组织

切口始于喙突外侧缘，向肱骨的三角肌粗隆方向延伸8~10cm。递2块无菌纱布垫置于切口两侧，10号刀片、有齿镊切开皮肤，切开皮肤后更换为20号刀片，递电刀笔、弯血管钳切开或分离皮下组织；递皮肤拉钩牵拉显露切口。

3.切开深筋膜，保护头静脉

切开深筋膜，分离内外侧皮瓣，显露三角肌前缘；递中弯、血管钳及甲状腺拉钩分离三角肌、胸大肌，游离头静脉并牵向外侧，保护头静脉。

4.显露肱骨近端。

钝性分离胸大肌、三角肌间沟，在分离过程中，用血管钳夹持或电凝止血，必要时3-0慕丝线结扎止血；递骨膜剥离器、Hoffmam拉钩或小S拉钩分离三角肌和胸大肌，将上臂轻度外展使三角肌松弛，显露肱骨近端；剥离三角肌的前部，暴露骨折部位。

5.骨折复位

递刮匙清除骨折端积血及嵌入组织，找到骨折块。递持骨钳、骨折复位钳进行骨折复位。

6.骨折内固定

（1）递电钻、克氏针临时固定。

（2）透视定位：移动式C形臂X射线机透视查看，确认骨折对线、对位是否良好。

（3）钢板螺钉固定：根据骨折位置，选择相应型号的肱骨近端锁定钢板，若是普通钢板，可递折弯器塑形钢板。将钢板放在合适的位置临时固定，X线透视下确定钢板处于正确位置，递钻头导向器、2.8mm钻头钻孔后，测深，确定螺钉的长度，置入锁定螺钉，递改锥拧入螺钉，同法将剩下的几枚固定角度的螺钉在不同平面上固定肱骨头骨折块。

（4）再次用移动式C形臂X射线机透视查看，确定螺钉位置后冲洗伤口，逐层缝合。术后拍摄X线片记录骨折复位和内植入物的位置。

7.缝合肩袖

如果有肩袖破裂或撕脱，将冈上肌腱、冈下肌腱、大圆肌固定在锁定钢板的缝合孔上。递0号可吸收缝线原位缝合三角肌。

8.放置引流

递聚维酮碘棉球消毒放置引流管处，依次递11号刀片、弯血管钳、一次性硅胶引流管，放置引流管，2-0带针慕丝线固定引流管。

9.处理伤口

（1）清理伤口，彻底止血：递干净纱布垫、止血钳、电刀止血。

（2）缝合伤口：清点器械、敷料无误后，递0号可吸收缝线缝合肌肉筋膜层、3-0带针慕丝线缝合皮下组织、皮肤。

（3）覆盖伤口：递敷料加压包扎伤口。

（六）护理要点

（1）体位安放时，注意保护肩关节，不要过度牵拉；着力点等部位垫棉垫及软枕，避免发生体位并发症。

（2）采用沙滩椅位手术的患者，可能发生一过性血压降低、心动过缓，需严密观察病情，可静脉注射麻黄碱对症处理。

（3）器械护士提前熟悉钢板、螺钉等内固定器械，提前检查内固定器械是否到位。

（4）体位特殊，器械易掉落，注意及时传递与接收器械。

（5）预防术中低体温：术中注意保暖；减少患者体表暴露；使用暖风机及加温输液仪。

（6）预防切口感染：严格无菌操作，加强手术间环境管理，加强手术人员管理，控制参观人数。配合默契，尽量缩短手术时间；规范使用抗生素。

第二节　锁骨骨折

锁骨骨折多发生于儿童、青少年和老年，中年人发生率相对较低。儿童多为青枝骨折，成人多为斜形、粉碎性骨折，开放性骨折较少发生。锁骨骨折多由摔倒时肩部直接着地所致，少数由物体对锁骨的直接暴力击打或摔倒时上肢撑地导致的间接损伤所致。由于锁骨中段无韧带附着，为最薄弱部分，因此锁骨中段骨折最常见。一项纳入1000例锁骨骨折患者的连续观察性研究结果显示，锁骨中段骨折占69%，远端1/3骨折占28%，近端1/3骨折占2.8%。肺尖位于锁骨内1/3后方，上缘超过锁骨上2~3cm，锁骨下血管和臂丛神经在锁骨中段后方。根据解剖学特点分析，锁骨骨折可能损伤肺尖、锁骨下血管和臂丛神经。然而从临床上看，这类合并损伤的发生率较低，目前仅见病例报告和病例系列分析，多为高能量损伤造成锁骨粉碎性骨折时骨折碎片损伤所致，尚缺少高质量的临床证据以统计此类合并损伤的发生率。必须注意的是此类并发损伤虽罕见，但非常严重，首诊时应注意鉴别诊断，避免漏诊。

下面以锁骨骨折为例阐述手术麻醉与护理措施。病历摘要：患者，男，39岁，不慎摔倒，肩部着地，肩部疼痛，肿胀，右臂上举无力2d。查体见右锁骨部位局部肿胀、淤斑并见局部隆起，有压痛。肩锁关节正位X线片检查：右锁骨远端骨折。拟行"右锁骨骨折切开复位内固定术"。

一、手术麻醉

（一）术前评估与准备

1.锁骨骨折的分型及治疗方法的选择

锁骨骨折常用分型方法为Allman分型，该方法根据骨折部位将锁骨骨折分为3种类型：Ⅰ型为锁骨中段1/3骨折，Ⅱ型为锁骨远端1/3骨折，Ⅲ型为锁骨近端1/3骨折。锁骨中段骨折（Ⅰ型）近折端由于胸锁乳突肌的牵拉，可向上、后移位，远折端由于上肢重力作用及胸大肌的牵拉向前、下移位，故移位和成角常见。

Neer根据骨折部位和韧带的稳定性又将锁骨远端骨折分为3种类型，锁骨远端骨折的Neer分型及治疗如表4-1所示。

表4-1　锁骨远端骨折的Neer分型及治疗

分型	临床表现	治疗
Ⅰ型	喙锁韧带完好，附着内侧段	稳定，闭合性无须手术，开放性骨折可行手术治疗
Ⅱ型	喙锁韧带与内侧段脱离，但斜方韧带完好	常伴有移位，骨折不愈合率高，是否选择手术治疗仍存争议
Ⅱa型	斜方韧带和圆锥韧带均完好连接到远端	
Ⅱb型	圆锥韧带撕裂	
Ⅲ型	骨折延伸至肩锁关节内	易漏诊，移位不明显，可选择非手术治疗。远期易并发肩关节骨关节炎

锁骨近端1/3骨折很少见，常为高能量损伤所致，应注意排除有无头、颈、胸、腹部复合伤。在锁骨近端的后方有锁骨下动脉、锁骨下静脉及颈外静脉重要血管通过，$C_{4~8}$神经及$T_{1~2}$神经从锁骨后方通过至上肢。胸膜顶也位于锁骨内1/3后面。因此锁骨近端骨折合并气胸及血管、神经损伤的概率大。

无移位或移位不显著的锁骨骨折保守治疗效果良好，治疗目的是镇痛和良好制动至临床愈合，常用手法为复位后使用8字绷带或肩肘吊带。手术治疗采取切开复位，用钢板和螺钉或克氏针、髓内针固定。关于保守治疗和手术治疗的选择仍存在争议。既往观点认为多数锁骨骨折患者非手术治疗的愈合率和功能恢复优于手术治疗。近年来的研究结果显示，手术治疗可以加速功能恢复，降低畸形愈合和不愈合的发生率，尤其是对完全移位（移位超过一个锁骨宽度）或粉碎性锁骨骨折，手术治疗是更好的选择。手术治疗的指征如下。

（1）特定类型骨折

①移位＞2cm。

②短缩＞2cm。

③骨折块＞3块。

④多段骨折。

⑤开放骨折。

⑥潜在的开放骨折伴软组织损伤。

⑦明显的畸形（移位和短缩）。

⑧首次查体发现肩胛骨移位、翼状肩。

（2）复合伤

①血管损伤。

②渐进的神经损伤。

③同侧上肢骨折。

④同侧多根上部肋骨骨折。

⑤漂浮肩（锁骨骨折复合同侧肩胛颈骨折）。

⑥双侧锁骨骨折。

（3）患者因素

①复合伤需要早期负重。

②患者需要从事快速回转身体的运动（如竞技运动）。

2.锁骨区域的神经支配

锁骨区域受颈丛和臂丛的双重支配。锁骨区域的皮肤主要由颈浅丛的分支锁骨上神经（$C_{3~4}$）支配。锁骨上神经又分为内、中、外3支。内支分布于胸骨柄上部的皮肤和胸锁关节；中支分布于胸大肌和三角肌上2/3的皮肤及肩关节；外支分布于肩后上部皮肤。肩部皮肤主要由臂丛分支腋神经的皮脂-臂外侧皮神经（$C_{5~6}$）支配。肩锁关节主要由臂丛发出的肩胛上神经（$C_{5~6}$）支配。

3.麻醉前评估与准备

对于高能量创伤（如机动车碰撞）应注意行神经、血管和肺部检查寻找是否伴有合并损伤。可伴发于高能量损伤的其他并发症包括肩胛骨骨折、肋骨骨折、血胸、气胸和臂丛损伤。锁骨骨折后内侧断端由于胸锁乳突肌的牵拉向上移位，可能导致肩胛上神经损伤，使肩关节外展及外旋受限。

除实验室检查外，术前应复习患者的肩部X线或CT检查结果，对骨折部位、移位程度和手术复杂程度进行预估。怀疑合并血管损伤时应注意检测血红蛋白浓度和血细胞比容，怀疑合并肺损伤时应关注胸部X线片和动脉血气分析。肺部超声检查也是快速判断有无气胸、胸腔积液的可靠的床旁检查手段。

4.锁骨骨折手术的麻醉选择

关于锁骨手术部位涉及的神经支配说法不尽一致。目前普遍接受的是由于受臂丛和颈丛的双重支配，锁骨远端骨折可选择肌间沟入路臂丛阻滞复合颈浅丛阻滞完成手术。亦有研究提示超声引导下锁骨上神经联合锁骨上入路臂丛阻滞可为锁骨远端手术提供满意的麻醉效果，并且臂丛阻滞的局部麻醉药用量可减少到8~15mL。对此尚缺乏高质量的临床证据支持。对于粉碎性骨折、完全移位的骨折等预计手术时间较长的手术为保证气道安全并提高患者的舒适度，可复合气管内插管全身麻醉或喉罩麻醉。

锁骨近端是很多肌肉的起止点：胸锁乳突肌锁骨头起自锁骨内1/3后缘；胸大肌锁骨头起自锁骨前缘；锁骨下肌起自胸骨柄和第1肋。其中胸锁乳突肌除受C_{2-4}脊神经前支配外还受副神经支配。此外，锁骨中、内1/3骨折手术可能需同时行血管探查术，因此神经阻滞的方法难以满足手术需要，常需气管内插管全身麻醉。单侧膈神经阻滞可使肺功能减损25%，对于肺叶切除术后、呼吸功能不全等锁骨骨折患者应避免在神经阻滞下完成手术。

（二）术中管理

1.单纯神经阻滞下完成锁骨远端骨折手术的实施

锁骨远端骨折可在肌间沟臂丛阻滞联合颈浅丛阻滞下完成，建议在超声引导下实施。由于锁骨骨折切口接近头面部，给术中气道管理增加难度，因此术中保证气道安全至关重要，应注意呼吸功能监测。手术开始前确保麻醉效果确切，术中可给予轻度镇静。对可能伴有血管损伤的患者需注意留置大口径的静脉通路，预计术中血流动力学波动明显的应行有创动脉压监测。

2.锁骨骨折手术的体位

锁骨骨折手术通常采用平卧位、患侧肩下垫枕或半坐位。采用半坐位手术的患者可能发生一过性血压降低，心动过缓（Bezold-Jarisch反射）。可静注麻黄碱对症处理。

3.引起局麻药中毒的处理

（1）原因

①局麻药误入血管。

②一次用量超过最大推荐剂量。

（2）临床表现

①中枢神经系统毒性反应：最初的表现为口腔金属异味、头晕、耳鸣、舌唇麻木等，可进一步发展为肌肉抽搐、意识消失、惊厥和昏迷。

②心血管毒性反应：表现为心肌收缩力减弱，难治性心律失常，周围血管扩张导致严重低血压。

（3）局麻药中毒的处理

①寻求帮助。

②气道管理：纯氧通气，必要时行气管插管控制通气。

③控制抽搐：首选苯二氮䓬类，有心血管不稳定的患者避免使用丙泊酚。

④补液，使用血管收缩药，必要时使用正形肌力药支持循环。

⑤有条件的单位通知准备心肺转流。

⑥心律失常的处理：发生室性心动过速应行电复律，药物治疗应避免使用血管升压素、钙通道阻滞剂、β受体阻滞剂和局麻药。

⑦发生心搏骤停即刻开始心肺复苏并持续直至药物再分布、心脏毒性消退。丁哌卡因和依替卡因与心肌细胞的钠通道亲和力强，复苏困难。有条件的情况下考虑建立体外循环。

⑧早期使用脂肪乳剂：对怀疑局麻药中毒的患者，建议尽早使用20%长链或中长链脂肪乳剂治疗。负荷剂量1.5mL/kg（至少100mL），静脉推注，持续时间大于1min，后持续输注0.25mL/（kg·min）（至少500mL）。

（4）脂肪乳剂治疗局麻药中毒的机制

目前认为"脂质库"（lipid sink）是脂肪乳剂治疗局麻药中毒的主要机制，脂肪乳剂能将脂溶性局麻药包裹，从而降低血浆游离局麻药浓度和心肌组织局麻药含量，达到心脏复苏的目的。此外，脂肪乳剂还可以通过增加心肌细胞内的游离脂肪酸浓度从而逆转局麻药对心肌细胞线粒体的卡尼汀脂肪酰转移酶的抑制，恢复心肌细胞通过脂肪酸氧化产生ATP（三磷酸腺苷）的能力，具有有益的能量-代谢效应。

（5）局麻药中毒的预防

①每次注药前回抽并在注药过程中间断回抽。

②注药后密切观察毒性体征和询问毒性反应症状。

③避免局麻药过量。

（三）术后管理

1.锁骨骨折术后管理的注意事项

术后应注意观察患肢的感觉、运动功能及桡动脉搏动，及早发现臂丛损伤或锁骨下动脉损伤。其他并发症包括骨不愈合、畸形愈合、肩周炎和肩峰撞击综合征等。

2.锁骨骨折术后的镇痛方法

锁骨骨折手术属中度疼痛的手术，除了术前神经阻滞外，术后还采用联合阿片类药物和非甾体类抗炎药、对乙酰氨基酚的多模式镇痛方式。

二、护理措施

锁骨呈"S"形，是唯一一块将上肢与躯干相连的骨骼，紧贴锁骨下方的是臂丛神经与锁骨下血管。在上臂与肩关节的活动过程中，锁骨沿着胸骨与肩峰间的轴线旋转活动。大多数锁骨骨折可采用保守治疗，如使用"8"字绷带或前臂吊带；手术治疗通常采取切开复位内固定术，用钢板、螺钉或髓内钉固定。

（一）适应证

1.特定骨折

移位，短缩，多段骨折，开放性骨折，明显地畸形。

2.肩胛骨损伤

复合伤，伴有神经、血管损伤，漂浮肩。

3.患者因素

要求早期负重或快速运动和回转。

（二）体位

仰卧位（患侧肩下垫枕）或沙滩椅位。

（三）切口

平行于锁骨长轴的切口，自胸骨切迹至肩峰前缘。

（四）用物准备

1.基本用物

上肢手术器械包、无影灯灯柄、肢体布类包、大衣包。

2.一次性用物

20号刀片、11号刀片、3-0带针慕丝线、2-0号可吸收缝线、硅胶管、医用手术薄膜30cm×20cm、孔被、抽吸器管、冲洗器、无菌纱布垫、无菌手套、电刀笔、电刀清洁片、电钻、保护套。

3.特殊用物

锁骨钢板螺钉内固定器械、锁骨钢板螺钉内植入物、克氏针。

（五）步骤与配合

1.常规消毒、铺单

患者仰卧位，消毒剂消毒皮肤，协助术者铺无菌巾单，术后贴医用手术薄膜。

2.切开皮肤、皮下组织

递2块无菌纱布垫置于切口两侧，20号刀片、有齿镊自胸骨切迹至肩峰前缘沿锁骨纵轴切开皮肤，递电刀笔、弯血管钳切开皮下组织。

3.显露锁骨骨折部位

递甲状腺拉钩拉开切口，松解横向的颈阔肌，电刀沿锁骨方向切开筋膜，向下分离显露锁骨；沿锁骨纵轴切开骨膜，递骨膜剥离器横向剥离骨膜，递盐水纱布垫保护锁骨下组织。

4.骨折复位

递骨折复位钳复位骨折部位，递骨膜剥离器保护好骨折周围软组织，递电钻、克氏针或拉力螺钉临时固定；使用铝板根据锁骨获取完美的塑形。

5.钢板螺钉固定

根据锁骨骨折的具体情况，选择相应型号钢板，递钢板折弯器依塑形铝板预弯钢板；递安装好钻花的电钻与钻套，拧紧钻套，通过钻套钻孔，递测深器测量深度，选择合适长度的螺钉，递改锥拧入螺钉。同法拧入其余螺钉，固定；注意检查螺钉长度，避免损伤神经血管。

6.处理伤口

（1）清理伤口，彻底止血：递干净纱布垫、止血钳、电刀笔止血。

（2）缝合伤口：递生理盐水冲洗伤口；清点器械、敷料，放置一次性硅胶管；递2-0可吸收缝线缝合肌肉筋膜，依次缝合皮下组织、皮肤。

（3）覆盖伤口：递干净敷料包扎伤口。

（六）护理要点

（1）体位安放时，患侧肩胛垫高，使受伤侧肩胛带向后下降，利于恢复锁骨长度和便于暴露。

（2）采用沙滩椅位手术的患者，体位摆放过程中可能发生一过性血压降低、心动过缓，需严密观察病情，可静脉注射麻黄碱对症处理。

（3）静脉通路建立在健侧下肢。

（4）颈丛麻醉时，提前与患者沟通，做好心理护理，尽量减少手术中因体位带来的不适。

（5）器械护士提前熟悉钢板、螺钉等内固定专用器械，熟练配合手术。

第三节　肩胛骨骨折

下面以肩胛骨骨折为例阐述手术麻醉与护理措施。病历摘要：患者，男，60岁，体重80kg，身高170cm，车祸伤致右肩背部疼痛、右肩关节活动受限入院。既往有高血压病史，未正规服药。有20年吸烟史，偶有咳嗽、咳痰。入院查体：意识清醒，体温37.1℃，脉搏90次/分，血压150mmHg/90mmHg。胸部X线检查：右侧肩胛骨骨折，右侧锁骨骨折，右侧4~7肋骨多发骨折，右侧胸腔少量积液，右肺挫伤。心电图检查（ECG）：窦性心律，左室高电压。血气分析：pH7.37，$PaO_2$66mmHg，$PaCO_2$50mmHg，BE-3mmol/L。拟行"右肩胛骨骨折、右锁骨骨折切开复位内固定术"。

一、手术麻醉

（一）术前评估与准备

肩胛骨由肌肉包绕，因邻近胸壁，在受到暴力作用时，能得到很好的保护。在创伤患者中，肩胛骨骨折仅占所有骨折的0.4%~1%，其中肩胛骨体部骨折占50%，肩盂窝骨折占30.5%，肩胛冈及肩峰部骨折占14%，肩盂颈部骨折占4%，喙突部骨折占1.5%。

肩胛骨骨折主要由直接暴力作用引起，肩胛骨部位受到撞击可造成肩胛骨体部骨折。但喙突骨折往往由于肱二头肌短头及喙肱肌的强烈收缩造成撕脱性骨折。而肩盂部位骨折主要是由于前臂传递暴力使肩盂受到猛烈冲撞所致。

单独的肩胛骨骨折很少见，常因背面的直接暴力打击肩胛骨所致。在多发伤患者中，肩胛骨骨折往往提示有严重的胸部损伤，甚至包括胸主动脉的破裂。在所有肩胛骨骨折患者中，有25%的患者伴有同侧锁骨骨折，导致肩漂浮。肩胛骨有6种运动方式，分别是上提、下抑、外旋、内旋、外展及内收。肩胛骨如固定不动，上臂只能主动抬起至90°角，被动抬起至120°角。丧失肩胛骨活动时，肩部活动范围至少要减少1/3。

1.肩胛骨骨折的类型及手术适应证

肩胛骨骨折按解剖部位可分为5种类型。

（1）A型：肩胛骨体部骨折。绝大多数肩胛骨体部骨折可以采取保守治疗，只需制动关节直至疼痛消失。仅少数骨折块明显移位且影响肩胛骨或盂肱关节活动的病例，才需采取手术治疗。

（2）B型：肩胛骨骨折。无移位的骨折可以采取保守治疗。移位的肩胛骨骨折有较高的不愈合率，并且骨折愈合不良可能会造成功能受限，所以移位的肩胛骨骨折需要手术治疗。

（3）C型：肩胛颈骨折。肩胛颈骨折时肩盂骨折块通常向内侧移位，从而导致肩袖张力和工作长度的下降，肩关节功能受限。此外，肩盂骨折块会发生选择移位。由于肱三头肌长头腱的牵拉作用，肩盂关节面通常朝向下方，这样可能导致盂肱关节的不稳定。有学者提出，肩胛颈缩短超过1cm和旋转超过40°角应考虑进行切开复位行内固定。

（4）D型：累及关节面的骨折。前下方的肩盂骨折发生移位时，需手术治疗来重建其关节面，即使很小的骨折块也需手术治疗以避免盂肱关节不稳定的发生。多数学者建议对于肩盂的移位骨折要进行切开复位内固定治疗，治疗目的是恢复关节面的完整性避免创伤后关节炎的发生。

（5）E型：肩胛颈骨折和同侧锁骨骨折。肩胛颈骨折和同侧锁骨骨折说明肩关节上方悬吊复合体至少有两处受损。如果骨折移位，易造成"漂浮肩"，肩盂关节面会旋转向下，不论初始的移位情况如何，为避免肩胛带严重短缩，以及由于外展乏力、活动度下降造成的肩关节功能受限，均建议行切开复位内固定治疗。

2.肩胛骨骨折手术的常见手术入路

肩胛骨骨折有3种标准手术入路，选择哪种手术入路应根据骨折的形态而定。

（1）三角肌胸大肌入路：该入路可以用于肩盂前下缘的骨折。

（2）上方入路：这一入路适合肩盂上方的骨折固定。

（3）后方入路：这一经典入路可以暴露肩胛骨体部、肩胛颈和肩盂后方。

3.肩胛骨区域的神经分布

肩胛骨区域的神经支配比较复杂。浅层痛觉纤维主要来自脊神经$T_{1\sim6}$的皮支和颈丛浅支（主要是C_4）；肌肉的运动和感觉主要由副神经（第11对脑神经）和来自臂丛的肩胛背神经（C_5）、腋神经（$C_{5\sim6}$）、肩胛上神经（$C_{5\sim6}$）等支配；而骨膜痛觉纤维主要由脊神经$T_{1\sim6}$后支的皮脂支配。

4.肩胛骨骨折术前检查

除常规术前检查外，肩胛骨骨折常因合并有胸部损伤，术前需常规行胸部X线检查及血气分析，必要时行胸部CT检查以明确诊断。有些类型肩胛骨骨折可能伴有神经损伤，如肩胛颈骨折时，走行于肩胛上切迹中的肩胛上神经有损伤的可能，可通过肌电图检查以确诊有无肩胛上神经损伤。当怀疑腋神经损伤时，也可做肌电图检查来协助诊断。

5.患者术前病情评估及麻醉选择

该患者合并多发肋骨骨折、肺挫伤及胸腔积液，必要时术前需给予胸腔闭式引流及鼻饲或面罩给氧，或予持续气道正压通气（continuous positive airway pressure，CPAP）辅助呼吸。同时患者有较长时间的吸烟史，术前血气分析显示存在通气不足的现象，因此选择气管内插管全身麻醉较为适宜，可以很好地控制患者的气道及呼吸。但单纯的全身麻醉对全身生理干扰较大，且术后镇痛不足，影响患者的早期康复。

高位硬膜外阻滞联合臂丛阻滞可以提供良好的术中和术后镇痛，在无绝对禁忌证的条件下可酌情选择。本例患者合并胸外伤，如实施硬膜外阻滞，可能有一定风险。

周围神经阻滞联合气管内插管全身麻醉具有气道可控性好、术后镇痛效果满意等优点。胸椎旁间隙阻滞（thoracic paravertebral block，TPVB）与硬膜外阻滞比较，只阻滞了手术侧的神经，对呼吸及循环生理影响较小。超声引导技术目前已广泛用于外周神经阻滞，较传统的盲穿法成功率更高，并发症更少，更易于掌握。

该患者拟行右肩胛骨骨折及右锁骨骨折内固定手术，故推荐麻醉方案为：右侧TPVB+右侧肌间沟臂丛阻滞+右侧颈浅丛阻滞复合气管内插管全身麻醉。

（二）术中管理

1.外周神经阻滞复合全身麻醉的实施

患者选取健侧侧卧位，在超声引导下行右侧颈浅丛和肌间沟臂丛阻滞，分别注入0.375%的盐酸罗哌卡因5mL和15mL；在超声引导下向右侧TPVB，分别在$T_{2~3}$和$T_{5~6}$各注入0.375%的盐酸罗哌卡因10mL。观察10~20min，阻滞效果良好，无不良反应，行常规诱导气管内插管全身麻醉或喉罩麻醉。

2.术中患者出现SpO_2下降的原因

该患者术前合并有胸部外伤，X线检查示右侧多发肋骨骨折，右侧胸腔积液，加之体位变动应考虑是否有痰液或分泌物阻塞呼吸道，如经一般处理（吸痰、排除呼吸回路及麻醉机的问题）后，SpO_2仍未升高或持续下降，或同时出现低血压、机械通气潮气量下降、$PaCO_2$升高，则应高度怀疑出现张力性气胸或血胸可能。此时应暂停手术，简单包扎保护手术切口后，恢复仰卧位，胸部听诊或超声检查，如确诊则应紧急粗针排气或放置胸腔闭式引流。

（三）术后管理

1.术后拔除气管导管的时机

肩胛骨骨折的手术和麻醉本身并不增加术后拔除气管导管的风险，但该患者合并多发肋骨骨折、胸腔积液和肺挫伤，拔管时机应视患者术后呼吸功能恢复情况而定。如患者无法在短时间内恢复呼吸功能，则需转入监护病房继续呼吸支持治疗。

2.术后镇痛

患者合并有锁骨骨折和肋骨骨折，单一模式的镇痛可能难以达到满意的镇痛效果，宜使用多模式镇痛：单次臂丛、颈浅丛、胸椎旁间隙阻滞+患者静脉自控镇痛（PCIA）；或连续胸椎旁间隙阻滞+PCIA；或连续硬膜外镇痛+PCIA，必要时可口服非甾体类抗炎药。

二、护理措施

（一）术前护理

1.一般护理

完善各项检查，积极治疗伴随疾病。肩胛骨骨折多由高能量暴力所致，常合并其他多器官损伤，护理人员应密切观察患者病情变化。注意患者有无头痛、呕吐、呼吸困难以及神经损伤等症状。对明确合并其他器官损伤者，更应密切观察，及时发现异常，及时处理。

2.心理护理

肩胛骨骨折患者多为突然受伤，缺乏心理准备，加上伤后疼痛，极易产生不同程度的精神负担和焦虑症状。在护理中应针对性地做好心理疏导工作，避免刺激词语。向患者说明手术的特点及过程，介绍手术治疗具有损伤小、出血少、预后好等优点，使患者消除恐惧和焦虑的心理，积极配合治疗。

3.营养指导

肩胛骨骨折多合并多部位损伤，创伤重，机体消耗大，因此需加强营养支持。通过体格检查和实验室检查，判断患者的营养状况，给予高热量、高蛋白、高维生素饮食和新鲜蔬菜、水果，有利于骨与软组织的修复和再生。

4.皮肤准备

术前1d进行皮肤准备，备皮范围从颈部至腰部前后过中线，包括腋窝。将毛发刮除干净，剃毛时要小心操作，不能刮破皮肤。检查术区有无皮疹、疖肿、毛囊炎等皮肤感染及身体其他部位的感染，如有感染病灶应尽快处理，待感染控制后方可进行手术。

（二）术后护理

1.病情观察

术后常规心电监护，每半小时测血压、脉搏1次，以后根据病情酌情延长时间至病情平稳。麻醉消退后及时了解患者疼痛程度，对症处理。观察体温变化，如体温升高持续不退，应妥善处理。注意观察患肢皮肤与肢端血液循环情况，注意肢体感觉运动有无异常。

2.体位护理

术后将患侧上肢屈肘90°，用前臂吊带或三角巾悬吊于胸前，克服患肢下垂重力。在固定初期，应指导患者自行调节固定带的松紧，既要防止过紧压迫造成肢体麻木，又要防止过松达不到固定的目的。术后应采取平卧位，或低半卧。患者睡眠的时候，肩胛间最好垫一薄枕，保持双肩后伸的位置，避免患侧卧位。

3.切口与引流管护理

密切观察敷料渗出情况，切口有无红肿，检查切口周围皮肤张力有无增高，当发现张力增高或切口渗血渗液较多时，及时通知医生。保持负压引流有效，记录引流物量、颜色和性状，如血性引流液每小时＞100mL、连续3h，提示有活动性出血可能，须立即报告医生处理。

4.功能锻炼

根据术中骨折固定的稳定性和术后肌肉状态进行功能锻炼，以恢复肩关节功能和活动度。

（1）手术当日在固定体位下练习握拳、屈腕、屈肘运动，3d后进行肩部肌肉的等长收缩运动，5～7d后可以用健侧手及前臂平扶患侧前臂做肩部轻度外展屈伸动作。

（2）2周后行肩关节屈曲和外展练习，范围可逐渐扩大，但不宜行环形和摆动活动。术后4～5周，在可以忍受的范围内，患臂行外旋和爬墙运动直至正常运动恢复。值得注意的是：在训练过程中应指导患者循序渐进，避免剧烈活动影响关节功能恢复，甚至导致更严重的创伤。

第四节 胫腓骨骨折

下面以胫腓骨骨折为例阐述手术麻醉与护理措施。病例摘要：患者，男，45岁，7d前因车祸伤入院，诊断为"闭合性右胫腓骨骨折、右下肢骨筋膜室综合征"，急诊型"骨筋膜室减压、克氏针跟骨牵引术"。既往有20余年的吸烟史，无明确的系统性疾病史。ECG检查：窦性心动过速，ST段压低。多普勒超声检查：右腘静脉血栓形成，右小腿肌肉静脉血栓形成。血常规检查：Hb106g/L；D–二聚体9.96mg/L。拟行"右胫腓骨骨折内固定术"。

一、手术麻醉

（一）术前评估和准备

胫腓骨骨折在临床上很常见，其发生率占全身骨折的10%以上。长骨开放性骨折的年发病率约为11.5/10万人，其中约40%发生在下肢。胫骨干上1/3呈三角形，下1/3呈四方形，两者移行部最细，为骨折的好发部位。胫腓骨骨折可见于任何年龄段人群，骨折的主要原因包括直接暴力和间接暴力。直接暴力多见于汽车或重物撞击、碾压、棍棒的直接打击，尤以交通事故所致外伤性骨折最常见，占胫腓骨骨折总数的64.52%，骨折多发生于暴力作用的部位，胫腓骨骨折多在一个平面；间接暴力多见于高处坠落伤和扭伤，骨折多呈斜形或螺旋形，胫腓骨骨折不在一个平面。

胫腓骨骨折除了受伤当时发生的失血性休克可能危及生命外，其后的主要危险是骨筋膜室综合征（osteofascial compartment syndrome，OCS）和深静脉血栓（deep vein thrombosis，DVT）形成。有限的流行病学资料显示胫骨骨折的住院病死率为0.12%，低于同期交通事故致伤患者的住院病死率（0.2%）。合并下肢血管损伤的骨筋膜室综合征，若贻误治疗时机可发生肌肉组织的大量缺血坏死而需广泛清创减压乃至截肢而致残，但极少导致死亡。2016年天津地区的一项流行病学资料显示下肢骨折DVT的总体发生率为6.02%，其中胫腓骨骨折DVT发生率为2.86%，远低于股骨干骨折（14.72%）、股骨髁间和髁上骨折（23.04%）。目前认为包括胫腓骨骨折在内的下肢骨折DVT发生率与病死率密切相关，研究报道DVT患者病死率高达5%～23%，即使正规服用抗凝剂的有症状患者，病死率仍高达1%～2%。

1.胫腓骨骨折的分类

胫腓骨骨折，根据骨折部位、稳定程度、骨折端形状和移位情况，可有以下几种分类方法。

（1）根据骨折发生的部位分类：可分为上段（胫骨平台）、中段、下段骨折，以中、下段骨折为多见。

（2）根据骨折的稳定程度分类：可分为稳定性骨折和不稳定性骨折。

①稳定性骨折：胫腓骨的单一骨折，因有互相支撑作用，故比较稳定，不易明显错位，横断形和锯齿状骨折在正复固定后也较稳定。单纯腓骨骨折多移位少，但单纯胫骨骨折移位往往相对较多。

②不稳定性骨折：胫腓骨双骨折，因失去相互支撑，多移位明显，并且复位后，容易发生再错位。斜形和螺旋形骨折复位固定后，受肌肉收缩影响，也容易发生再错位。

（3）根据骨折与外界相通与否分类：可分为开放性骨折和闭合性骨折。因小腿部软组织较薄，故胫腓骨开放性骨折多见。

2.胫腓骨骨折的手术方式

胫腓骨骨折的治疗目的是恢复小腿的承重功能，因此骨折端的成角畸形与旋转移位应予以完全纠正，以免影响膝踝关节的负重功能和发生关节劳损。如闭合性骨折无移位，或稳定性骨折，可行夹板或石膏固定。骨折的骨性愈合时间一般较长，长时间的石膏外固定，对膝、踝关节的功能必然造成影响，并且由于肿胀消退、肌肉萎缩及负重等原因，石膏外固定期间很可能发生骨折再移位，造成骨折畸形愈合和功能障碍。因此，对于不稳定性胫腓骨骨折采用开放复位内固定者日益增多。根据骨折的类型可采用螺丝钉固定、钢板和螺丝钉固定、髓内钉固定等。

（1）螺丝钉固定：适用于长斜行骨折及螺旋形骨折。长斜行骨折或螺旋形骨折开放复位后，采用1～2枚螺丝钉在骨折部位固定，可按拉力螺钉固定技术固定。尽管手术操作简单，但整个治疗过程中仍需要石膏外固定，因此在临床上应用受到限制。

（2）钢板和螺丝钉固定：胫腓骨骨折如果不适合闭合治疗，尤其是不稳定性骨折均可应用此类内固定。应用钢板和螺丝钉，尤其是加压钢板治疗胫腓骨骨折时，应该采用改进的钢板固定技术和间接复位技术，小心仔细地处理软组织，否则会引起骨的延迟愈合及很高的并发症发生率。

（3）髓内钉固定：大部分需要手术治疗的胫腓骨骨折，可采用髓内钉治疗，尤其适合不稳定性、节段性、双侧胫腓骨骨折。胫骨交锁髓内钉基本上解决了对旋转稳定性的控制，可用于膝下7cm至踝上4cm的轴向不稳定性骨折。

（4）外支架固定：闭合或开放性胫腓骨骨折均可应用，尤其是后者，更有实用价值。用于合并有严重皮肤软组织损伤的胫腓骨骨折，不仅可使骨折得到稳定固定，而且方便皮肤软组织损伤的观察和处理。用于粉碎性骨折或伴有骨缺损时，可以维持肢体的长度，有利于晚期植骨。

3.小腿区域的神经分布

胫腓骨骨折手术切口涉及的小腿区域的神经支配比较简单，全部由股神经和坐骨神经的分支所支配。

（1）股神经分支：股神经（$L_{2~4}$）的终支为隐神经，伴随股动脉入收肌管下行，分布于髌下、小腿内侧面和足内侧缘的皮肤。隐神经是全身最长的皮神经，为纯感觉神经，阻滞后不影响肌力和运动。

（2）坐骨神经分支：坐骨神经（$L_{4~5}$，$S_{1~3}$）在腘窝的上方，分为胫神经和腓总神经两大终支。

①胫神经（$L_{4~5}$，$S_{1~3}$）：为坐骨神经本干的直接延续，分布范围包括小腿后群和足底肌，小腿后面和足底的皮肤。

②腓总神经（$L_{4~5}$，$S_{1~3}$）：自坐骨神经发出后沿股二头肌内侧走向外下，绕腓骨颈外侧向前，穿腓骨长肌分为腓浅和腓深神经。腓总神经的分布范围是小腿外侧群肌和小腿外侧、足背和趾背的皮肤。

4.患者术前检查发现下肢静脉血栓的处理

临床上，将下肢DVT分为中央型、周围型、混合型。中央型是指髂总静脉、髂内静脉、髂外静脉及股静脉血栓形成；周围型是指腘静脉以下的小腿深静脉血栓形成和小腿肌肉静脉丛血栓形成；混合型是指周围型的静脉血栓向上发展至髂-股静脉，或由髂-股静脉向远端静脉蔓延，累及整个下肢深静脉系统。多普勒超声血管检查可直接观察静脉直径及腔内情况，了解栓塞的大小及其所在部位，是下肢DVT最常用和重要的检查手段。

血栓的处理应根据不同部位给予相应的处理。若下肢静脉超声检查提示为中央型静脉血栓，建议直接治疗，而不必进行静脉造影确诊；若为下肢独立远端静脉血栓，建议经过重复超声检查，以排除近端范围内的血栓，而非立刻治疗。抗凝治疗是静脉血栓栓塞的首选方案。抗凝治疗的宗旨有以下两点：

（1）遏制急性血栓形成，改善急性期症状，防止血栓扩展及减少早期发生肺栓塞的危险度。

（2）防止静脉血栓栓塞的复发。如果存在抗凝的绝对禁忌证或在抗凝过程中发生静脉血栓栓塞症的患者，为了防止血栓脱落引起肺栓塞，应考虑放置下腔静脉滤器。

抗凝治疗可采用普通肝素、低分子肝素、直接 IIa因子抑制剂、间接 Xa因子抑制剂、维生素k拮抗剂（华法林）、直接 Xa因子抑制剂等抗凝药物。肝素类抗凝药注射不便，以及有发生如肝素诱导的血小板减少症及骨质疏松症等不良反应的风险；华法林需要定期监测和调整剂量，并且与多种药物/食物存在相互作用。而新型口服抗凝药物具有口服起效迅速、药效可预测、无须常规凝血指标监测和调整剂量等优势，并且术后重新开始给药时不需要其他抗凝药物进行桥接，故临床接受程度较高。但若是围手术期因禁食、呕吐等原因无法口服药物的患者，应改为低分子肝素皮下注射维持抗凝治疗。

该患者根据术前多普勒超声血管检查确定为周围型静脉血栓，无放置下腔静脉滤器的指征，目前可给予方便有效的口服抗凝药物治疗，如口服利伐沙班（拜瑞妥）15mg，bid，疗程共3周。之后，应根据个体情况确定继续治疗的剂量与时间。拜瑞要在术前24h停药，手术后如临床情况稳定，应在术后6～12h恢复口服治疗。

5.下肢深静脉血栓形成的预防

静脉血栓形成的三大因素为静脉血流滞缓、静脉壁损伤和血液高凝状态。创伤及随后的急诊骨筋膜室减压手术、卧床、制动造成该患者下肢DVT的三大高危因素并存，需要加强下肢DVT的预防措施。

下肢DVT的预防措施包括：

（1）尽早手术（72h内）。

（2）基本预防（如鼓励勤翻身、早期功能锻炼等）。

（3）物理预防（如间歇充气加压泵、梯度压力弹力袜等）。

（4）药物预防，对于未行内固定手术的创伤患者，最主要的预防措施是药物干预。药物预防的关键是连续和规律用药，口服新型抗凝药物具有安全方便的特点，是药物预防的首选。

6.术前病情评估与麻醉选择

患者前次多普勒超声检查发现有下肢DVT，术前24h内宜再次复查多普勒超声以了解血栓有无进展或变化。

一般而言，胫腓骨骨折麻醉方式的选择主要考虑术前是否存在外周神经损伤和抗凝药物的使用两大因素。伴有骨筋膜室综合征的患者要警惕是否已存在神经损伤。无论何种原因造成的下肢神经损伤，在行椎管内麻醉或外周神经阻滞前都应在术前详细了解损伤的病因和范围，与患者及外科医师沟通，衡量风险/效益比，只有在非常必要的情况才选择椎管内麻醉或外周神经阻滞。如果术前正在进行抗凝治疗，椎管内麻醉应慎重。

本例患者在骨筋膜室减压手术后二次手术术前访视评估未发现患肢感觉运动功能障碍并且已开始抗凝治疗，故选择外周神经阻滞或复合喉罩麻醉。

（二）术中管理

1.单纯外周神经阻滞的实施

患者平卧位，在超声引导下以0.5％的罗哌卡因注射液阻滞右侧股神经（15mL）、闭孔神经（5mL）、股外侧皮神经（5mL）；然后取侧卧位，患肢在上，阻滞近端坐骨神经（15mL）。

2.术中的止血带反应的处理

胫腓骨骨折内固定手术为了减少术中出血，保持术野清晰，除了少数明确深静脉血栓延伸至股静脉、髂静脉的患者外，几乎都需要上止血带，因此，止血带反应须得到重视。

止血带反应表现为止血带充气后的30～60min缺血肢体的疼痛，清醒和浅镇静患者出现烦躁不安、冷汗、疼痛难忍，同时伴有心率增快、血压上升等心血管反应。

止血带反应的疼痛由两个原因引起：止血带的物理压迫和肢体的炎症反应，以后者为主。止血带的物理压迫是止血带对大腿根部局部皮肤肌肉的压迫，患者感觉疼痛不适，但可以耐受，随时间进展疼痛不会明显加剧，可以通过完善的神经阻滞或药物来抑制疼痛；而止血带造成的肢体缺氧和酸中毒继发的无菌性炎症反应，刺激神经末梢产生止血带疼痛，这种疼痛由炎性代谢产物引起，随着止血带时间的延长，炎性产物不断蓄积，疼痛可逐步加剧至无法忍受。

如该患者选择单纯外周神经阻滞，术中（30～45min后）可能出现止血带反应，可选择右美托咪定和（或）氟比洛芬酯等药物处理。随着炎症反应持续，炎症因子蓄积需要相应追加以上药物。消除止血带反应的最终措施还是松解止血带，恢复肢体正常供血。

如该患者选择神经阻滞复合自主呼吸的喉罩麻醉，术中止血带反应表现为手术后期的血压上升和心率增快，呼吸加快，术中给予右美托咪定30μg或芬太尼20μg静滴即可。

3.如选择神经阻滞复合保留自主呼吸的喉罩麻醉，术中麻醉的管理要点

该患者为右侧胫腓骨骨折行内固定手术，麻醉选择右侧收肌管阻滞+腘窝上坐骨神经阻滞即可满足手术区域的镇痛要求。但考虑到止血带反应，须复合喉罩麻醉，并且可同时消除患者紧张、恐惧等情绪及相伴的应激反应。

（1）选择保留自主呼吸的喉罩麻醉主要出于以下考虑。

①不要求有高度有效的气道密封。

②应用吸入麻醉时患者可自我调节麻醉深度。

③胃肠胀气的风险减少。

④因不使用肌松药，麻醉性镇痛药使用量很小，故手术结束后苏醒迅速，并且对机体生理干扰小。但保留自主呼吸的喉罩麻醉也有一些缺点，如阿片类药必须小剂量使用、手术时间长会出现呼吸肌疲劳等。

（2）保留自主呼吸的喉罩麻醉术中要注意以下几个方面。

①麻醉诱导以静脉诱导（丙泊酚2.5～3.0mg/kg，静注后60s内置入喉罩）为主，高龄危重患者可静吸复合诱导。

②充气喉罩的囊内压必须低于60cmH$_2$O，要遵循"just-seal"原则，即达到密封效果的最低囊内压。

③合适的喉罩充气容量为介于1/2～2/3最大推荐容量间，以LMAUnique喉罩

为例，3#喉罩为10～13mL，4#喉罩为15～20mL。

④术中吸入麻醉是最常用的麻醉维持手段，推荐呼气末吸入麻醉剂浓度为0.6～0.7最低肺泡有效浓度（MAC），以保证无术中知晓，也无体动发生。

⑤术中如出现呼吸频率增快（>20次/分），可适量追加阿片类镇痛药物，追加应遵循"小剂量、多次"的原则，以维持呼吸频率10～16次/分为宜。

⑥术中可采取"容许性高碳酸血症"策略（PetCO$_2$55～60mmHg）。

⑦在复苏阶段，推荐清醒状态下拔除喉罩，如考虑到避免气道保护性反射和降低胃食管反流的风险，可在深麻醉（呼气末吸入麻醉剂浓度0.6～0.7MAC）下拔除喉罩，但需注意患者须侧卧位以避免喉罩拔除后呼吸道梗阻。

（三）术后管理

1.术后镇痛方案

胫腓骨手术的术后镇痛，建议以神经阻滞为基石，其他途径给药为辅，采用多种药物和镇痛技术联合使用的多模式镇痛方案，如股神经或收肌管阻滞+坐骨神经阻滞，在此基础上复合PCIA，必要时口服非甾体类抗炎药。

2.术后随访注意并发症

如选择外周神经阻滞复合喉罩麻醉，那么术后的麻醉随访应注意这两个方面可能存在的问题。

喉罩麻醉后常见的并发症有咽喉疼痛（发生率为13.0%），吞咽困难（发生率为11.5%），构音障碍（发生率为5.3%）和口、颈、下颌痛（发生率分别为1%～8%、2%～7%、1%～3%），这些症状是由于喉罩对口咽部钝性冲击（压力）或撕扯（剪切力）引起，通常比较轻微，持续时间短，但偶尔也表现严重且持续时间长。这主要与操作的手法，以及患者喉部的解剖条件相关。所以患者在出复苏室前，要仔细检查患者的发声和不适主诉。

神经阻滞方面主要是神经损伤的可能。下肢的神经阻滞效果持续时间在20h左右，超过24h应警惕神经损伤的发生。多数术后神经损伤为神经脱髓鞘改变导致的传导功能障碍，无须特殊处理，一般数天至数周可恢复。原因明确的神经损伤如血肿压迫应手术去除血肿。

二、护理措施

（一）术前护理

1.心理护理

胫腓骨骨折内固定手术患者多数因突发事件损伤，没有任何心理准备，在伤情、手术、预后、后遗症等方面有焦虑、恐惧的心理。因此，在护理过程中应根据患者的伤情，给予病情等情况的大致介绍，针对性地进行心理疏导，多给予鼓励性的语言，帮助患者树立信心，使其面对现实，积极配合医生和护士的治疗，主动参与各种功能锻炼，以达到早日康复的目的。

2.患肢准备

患肢备皮制动。将患肢置于小腿海绵垫上，持续抬高，减少肿胀。检查患肢外固定是否妥当，防止发生二次损伤。注意伤口出血情况，适当的加压包扎可减少伤口出血量。彻底清除患肢污垢，责任护士详细记录术前患肢的皮肤颜色、温度、感觉、血运、张力及足趾的活动，以便术后对比。闭合骨折肿胀严重者，遵医嘱静脉滴注 β－七叶皂苷钠20mg，1天1次，以促进软组织消肿。

（二）术后护理

1.患肢护理

将患肢置于小腿海绵垫上，持续抬高，减少肿胀。观察患肢肿胀情况、皮肤色泽和温度、足部血运和活动，24h内每2h观察1次，24h后每班观察记录1次。发现患肢肿胀明显，张力大，颜色苍白或发绀，立即通知医生，给予及时处理。

2.伤口护理

发现伤口渗血异常，及时换药及处置，保持伤口敷料清洁干燥。同时保证引流管妥善固定于床旁，保持通畅，准确记录引流量。

3.功能锻炼

早期可进行腓肠肌、股四头肌、股二头、臀大肌训练，以及膝关节屈伸、踝关节屈伸和内外摆动的活动。交锁髓内钉内固定的患者，术后即可进行肌肉和邻近关节功能锻炼。横断的稳定骨折，术后1～2周即可完全负重。粉碎骨折患者术后即可部分负重，但完全负重须待复查X线片，有明确骨痂形成时方可进行，一般为6～8周钢板内固定的胫骨骨折患者，术后可立即进行肌肉及关节活动，1～3

周持双拐下地，6～8周逐渐负重。不稳定性骨折，应以长腿石膏托制动4～6周，2～3周可持双拐下地，8～10周后有连续骨痂生长方可逐渐负重。如骨折端出现吸收，钢板对侧有间隙，则应停止负重，必要时加用外固定。

4.预防并发症

胫腓骨骨折手术患者最常见的并发症是呼吸道感染、泌尿系感染和褥疮，护士要多巡视，及时了解患者情况，并指导患者预防并发症。鼓励患者每天做深呼吸、多饮水，定时帮助患者翻身，保持床铺平整干燥整洁，按摩受压部位。手术后用石膏托外固定者，应注意保护石膏边缘皮肤，防止压疮发生。近年来防止下肢深静脉血栓形成愈来愈受到重视。术后5d内使用抗凝药物。老年人应缓慢静脉滴注，以防发生肺水肿。

第五节　脊柱骨折伴脊柱（髓）损伤

下面以脊柱骨折伴脊柱（髓）损伤为例阐述手术麻醉与护理措施。病历摘要：患者，男，46岁，身高172cm，体重90kg，因车祸伤入院。既往有鼾症病史。入院查体：意识清楚，身体质量指数（Body Mass Index，BMI）30，甲颌距离2.5cm，气道Mallampati分级Ⅲ级，心率56次/分，呼吸16次/分，血压88mmHg/45mmHg，四肢肌力均为Ⅰ级。Frankel脊髓损伤分级B级。血常规：Hb98g/L，Hct33%；空腹血糖12.6mmol/L；血K^+5.8mmol/L。ECG检查：窦性心动过缓。颈椎MRI检查：C_4、C_5、C_6椎体骨折伴脱位，骨性椎管狭窄，$C_{3～6}$水平脊髓水肿。诊断：$C_{4～6}$骨折伴脱位，高位截瘫。入院后予以颈托固定，行颅骨牵引。拟行"颈后路椎管减压融合内固定术"。

一、手术麻醉

（一）术前评估与准备

脊柱骨折可发生于任一椎节，但易发生在脊柱活动度大或活动度大与活动度小的交界部位。$T_1 \sim L_2$段为多发区，占脊柱骨折的60%～70%；$C_{4\sim6}$及$C_{1\sim6}$椎节为次多发区，占20%～25%；其余病例散见于其他椎节。在各节段脊柱损伤中，以颈椎损伤的危害最为严重，$C_{1\sim2}$级枕颈伤可直接导致死亡，并且多发生在致伤现场当时。导致颈椎骨折最常见的原因是高处坠落（36%）、交通事故（31.1%）和重物砸伤（12.6%）。

脊髓损伤（spinal cord injury，SCI）在脊柱骨折中的发病率约为17%，其中以颈段发生率最高（55.6%），胸、腰段次之（15.4%）。2015年一项回顾性研究显示，从最早有记录到2012年，全球SCI发生率为3.6～195人/百万；日本的总发生率为39.4人/百万；美国为7.21人/百万。中国无全国性的统计，仅有地方性的数据。2014年北京市SCI发病率为60人/百万，天津地区2004—2008年的发病率为23.7人/百万。

在中国，SCI并发症的前3位分别是泌尿系统感染（8.9%）、压疮（8%）和膀胱结石（3.5%）。此外，还有肌肉萎缩、肺不张、肾衰竭和心搏骤停等，是影响患者生存质量和寿命的主要原因。SCI的病死率为16.8%，其中有40%首次住院中死亡，60%出院后死亡。因并发症死亡占总死亡比例为47.9%，死于器官衰竭的占37.5%，其他原因占14.6%。

1.脊柱骨折的类型

按受伤节段将脊柱骨折分为颈椎骨折、胸腰椎骨折和骶骨骨折。

（1）颈椎骨折

占脊柱骨折的20%～25%。上颈椎损伤多在受伤现场死亡，下颈椎段更易遭受外伤而引起骨折。

①寰椎骨折（Jefferson骨折）：寰椎遭受轴向压缩和头部向后、下转伸，经枕骨髁作用于C_1侧块并引起C_1骨环爆裂骨折。

②枢椎齿突骨折：分为3型，Ⅰ型为齿突尖撕裂；Ⅱ型为齿突基底部或中部骨折；Ⅲ型为齿突基底部以下的枢椎骨折。

③枢椎hangman骨折：分为3型，Ⅰ型骨折存在较小的移位，无后凸通过间盘间隙；Ⅱ型骨折线相对垂直，通过C_2间盘存在至少3mm的移位；Ⅲ型骨折为屈曲压力损伤，伴$C_{2\sim3}$关节创伤性前移脱位。

④下颈椎损伤（$C_{3\sim7}$）：依据颈部伤后椎节是否稳定可分为稳定型骨折与非稳定型骨折。稳定型骨折包括横突骨折、棘突骨折和椎体单纯性压缩骨折。不稳

定型骨折包括椎体压缩性骨折、椎体爆裂性骨折、小关节突骨折和轻型过伸性损伤。

（2）胸腰椎骨折

占脊柱骨折的60%～70%。胸腰椎在矢状面根据脊柱稳定性分为前柱、中柱和后柱3个区域。前柱：前纵韧带、椎体的前1/2、椎间盘的前部。中柱：后纵韧带、椎体的后1/2、椎间盘的后部。后柱：椎弓、黄韧带、棘间韧带。其中前柱承担80%的应力，中柱和后柱承担20%的应力。

目前，胸腰椎骨折多采用McAfee（美国，迈克菲）分型。

①楔形压缩性骨折：由向前的屈曲力引起，可造成单纯的前柱破坏。

②稳定爆破性骨折：由压缩性负荷造成前柱和中柱破坏，后柱的完整性未被破坏。

③不稳定性爆破型骨折：由压缩负荷造成前柱和中柱破坏伴有后柱断裂，后柱可因压缩、侧方屈曲或旋转力量而造成破坏。

④Chance骨折：由围绕前纵韧带的轴性屈曲造成椎体水平骨折，整个椎骨被强大的张力拉断，完全裂开。

⑤屈曲-牵拉型损伤：由压缩力造成前柱破坏，而中柱和后柱则受牵张力破坏，黄韧带、棘间韧带和棘上韧带通常断裂。

⑥平移型损伤：由剪力造成三柱均被破坏，整个椎管断裂表现为椎管排列紊乱。

（3）骶骨骨折

骶骨骨折一般分为3型。Ⅰ型：L_5～S_1关节突外侧损伤影响骨盆稳定性。Ⅱ型：通过L_5～S_1的关节突损伤伴发脱位和神经症状。Ⅲ型：不稳定的椎管损伤。

2.脊柱手术的入路和方式

（1）手术入路

有前路、后路与前后联合入路3大类。

①前路手术因椎体解剖部位深，在技术上较为复杂，但前路手术可以直接切除致压物，解除脊髓的压迫，可较好地恢复神经功能。

②后路则为传统式式，技术成熟，但在处理外伤患者时，由于致压物大多位于椎管前方，难以获得理想的疗效。

③对于少数伤情复杂者，可采用前后联合入路，以求恢复椎管的形态及椎节

的稳定性，达到对脊髓减压的目的。

（2）手术方式及其适应证

脊柱手术主要有减压、固定与融合3种术式。手术原则为重新再分配脊椎载荷、限制局部运动从而维持稳定性，以及在稳定的环境中促进坚固的骨融合。

①钢板螺钉内固定术：具有牢固的三维固定效果、良好的生物力学稳定性及较好的复位和矫正畸形作用，被广泛用于脊柱外科，适用于脊柱骨折及脱位。

②椎管减压术：目的是解除对脊髓和（或）神经根的压迫，扩大椎管的有效容积。适用于严重的骨折脱位后椎管内受压、椎板或关节突骨折陷入椎管者。

③脊柱融合术：以病椎为中心，从病损区上位的正常脊椎到下位的正常脊椎行植骨术，使多个脊柱节段发生骨性融合，形成一个力学整体，从而达到重建脊柱稳定性及保护脊髓神经的目的。适用于纤维软骨侵入椎管导致脊髓受压者。

3.脊髓损伤严重程度

脊髓损伤严重程度多采用Frankel脊髓损伤分类标准（见表4-2）。Frankel脊髓损伤分类标准是1969年由Frankel提出的脊髓损伤分类标准，将脊髓损伤平面以下的感觉和运动存留情况共分为5个级别。

表4-2　Frankel脊髓损伤分类标准

分级	功能
A级	受损平面以下无感觉及运动功能
B级	受损平面以下有感觉但无运动功能
C级	有肌肉运动但无运动功能
D级	存在运动功能但不能对抗阻力
E级	运动与感觉基本正常

4.脊髓损伤后的病理生理改变

（1）呼吸功能

$C_{3\sim7}$脊髓损伤的患者往往并发呼吸功能障碍，原因如下。

①肋间肌麻痹、膈肌运动障碍及胃潴留使膈肌上抬引起限制性通气功能障碍，最大肺活量可降低60%。

②由于交感神经对呼吸系统的支配被破坏，迷走神经的功能占优，气道明显

收缩变窄，分泌物增加，引起阻塞性通气功能障碍。

（2）心血管功能

脊髓损伤当时至3周左右为"脊髓休克期"，患者心血管功能低下，主要表现为：

①T_6以上脊髓损伤患者发生率高，内脏血管失去交感张力，易发生低血压。

②$T_{2\sim6}$及以上脊髓损伤患者因损伤节段高于支配心脏的脊髓段，迷走神经功能相对亢进，易出现心动过缓。

③易发生室性期前收缩和右束支传导阻滞等心律失常。

（3）高钾血症

脊髓损伤后由于肌纤维失去神经支配致使接头外肌膜胆碱能受体增加，这些异常的受体遍布肌膜表面，产生对去极化肌松药的超敏感现象。此时若使用琥珀胆碱会产生肌肉同步去极化，大量的细胞内钾转移到细胞外，产生严重的高血钾，以致发生心搏骤停。

（4）高血糖

血糖升高机制如下：

①创伤后机体处于应激状态，交感神经系统兴奋，儿茶酚胺、胰高血糖素和生长激素水平明显增高，糖原分解，这些因素可促使血糖升高。

②在脊髓损伤后使用大剂量激素冲击疗法，内源性皮质激素增加。

③胰岛素抵抗。高血糖可加重脊髓缺血性损伤和外伤性损伤后继发性损害。

（5）其他

①体温不稳定：因传递温度感觉的交感神经损害和受损平面以下皮肤血管收缩障碍，导致脊髓损伤患者体温易随环境温度变化而变化。

②胃麻痹：导致胃排空延迟，高位截瘫时胃排空时间可延长至12h。

③尿潴留：由膀胱括约肌功能障碍引起。

5.该患者术前评估与准备

（1）气道评估：对脊髓损伤患者进行气道处理时应保证颈椎制动，防止二次损伤，因此对该类患者都应考虑到潜在的气道管理困难。该患者既往有鼾症病史，BMI 30属重度肥胖，甲颌距离2.5cm，颞颌关节活动受限，颈短、舌体大，气道Mallampati分级为Ⅲ级，故判断该患者可能同时存在通气和气管插管困难。

（2）心血管系统：在排除其他合并伤及活动性出血后，该患者心率慢（56

次/分）、血压低（88mmHg/45mmHg）的原因主要是由高位截瘫导致的交感神经抑制、迷走神经功能亢进造成的。术前使用血管活性药物（去甲肾上腺素）升高血压，使平均动脉压（MAP）维持在70~80mmHg，以保证围手术期脊髓的灌注。

（3）电解质紊乱及高血糖：该患者血K^+5.8mmol/L，血糖12.6mmol/L，存在高钾血症和高血糖。术前对症处理使血钾浓度维持在正常范围内；密切监测血糖浓度，应用胰岛素将血糖控制在11.1mmol/L以下，必要时请相关科室会诊。

（4）禁食禁水时间：正常胃排空时间是4~6h，而高位截瘫时胃排空时间可延长至12h，因此嘱该患者术前宜禁食12h，禁水时间为6h。

（二）术中管理

1.全身麻醉诱导方式

根据《ASA困难气道管理指南》（2013版），该患者可能存在困难面罩通气和困难气管插管，属于已预知的明确困难气道，在行有效的局部麻醉及充分给氧去氮后，于清醒、保留自主呼吸的情况下行气管插管术。对该类患者应避免快速诱导，防止将非紧急气道转变为紧急气道。

2.如选择清醒气管内插管术，应如何实施

该患者在行有效的声门上、声门下、咽部或鼻腔麻醉后，采用纤维支气管镜引导经口/鼻清醒气管插管术，插管过程迅速安全，患者耐受度良好，具体操作如下所述：

（1）操作前宣教：告知患者清醒插管的必要性、操作步骤、注意事项，以期取得患者最大程度的理解与配合。

（2）鼻腔准备：用含有0.5%~1%丁卡因麻黄碱混合液的棉签/棉球进行鼻腔黏膜表面麻醉。

（3）声门上、下局部麻醉。

①超声引导喉上神经阻滞：喉上神经内支在甲状软骨近端穿甲状舌骨膜，与喉上动脉伴行进入喉部，支配声门以上喉部黏膜的感觉。将高频超声探头放置于舌骨和甲状软骨之间，超声图像可见喉上神经、喉上动脉和甲状舌骨膜。在喉上神经周围注射1%利多卡因2~3mL。

②超声引导环甲膜穿刺：将高频探头放置于甲状软骨与环状软骨之间，超声图像可见软骨之间高亮的环甲膜，采用平面内技术，针尖穿过环甲膜，回抽有气

泡，嘱患者深吸气，注入1%丁卡因或2%利多卡因5mL，嘱患者咳嗽，使局麻药均匀扩散于声门下的气道黏膜。

③咽部表面麻醉：通过口腔将2%利多卡因喷雾剂均匀喷洒在舌根及咽后壁，嘱患者将局麻药含在咽部，2～3min后吸除。

（4）纤维支气管镜引导经鼻插管：先将气管导管置入鼻腔，经过鼻后孔。通过气管导管置入纤维支气管镜，观察到会厌、声门，推送纤维支气管镜进入声门，见气管软骨环，继续深入可见气管隆嵴，即可判断其进入气管内。将气管导管沿纤维支气管镜推送进入声门，确认气管导管进入气管后，将纤维支气管镜推出，给予常规全身麻醉诱导药。

3.术中俯卧体位需注意问题

该患者使用颈后路手术方式，术中需摆放俯卧体位，应注意以下问题：

（1）气管导管脱落、折叠：导管固定不牢而脱出气管可发生窒息危险，因此必须重视气管导管的固定措施。可在气管插管前用安息香酊涂抹面颊，擦拭干净后再粘贴胶布。体位摆放完毕后常规检查导管位置是否折叠。使用加强钢丝气管导管可避免折叠和手术操作对气管的牵拉。

（2）分泌物堵塞气道：颈脊髓损伤患者可因咳嗽、排痰出现障碍，致呼吸道分泌物增加。若术中呼吸道阻力增加，应考虑痰液阻塞气管可能。此时需要立即用吸痰管吸引，若痰液浓稠无法完全吸出，则需立即中止手术，翻身后更换气管导管。

（3）视力障碍：如术中患者眼睛受压，会导致眶上神经损伤、视网膜中动脉产生血栓；眼球若缺乏润滑油和覆盖保护可导致角膜摩擦损伤，以上因素会引起视力减退甚至失明。

（4）神经受压：患者上肢外展与躯干的角度不宜大于90°角，否则臂丛神经会因过度牵拉而损伤；上肢支架与肘部之间要放置棉垫以避免尺神经受压。

4.术中监测

对于脊髓损伤患者的监测除心电图、SpO_2、$PetCO_2$、有创动脉血压、中心静脉压（CVP）、尿量及体温等监测外，为避免医源性二次脊髓功能损伤，术中应进行脊髓功能监测。方法有唤醒试验、体感诱发电位（somatosensory evoked potentials，SSEPs）和运动诱发电位（motor evoked potentials，MEPs）。唤醒试验不需特殊的仪器设备，使用简便，但受麻醉深度影响较大，并且只有在脊髓神经损伤后才能作出判断。SSEPs能监测脊髓后角感觉功能，而MEPs能反映脊髓前角运动功能，两种方法可互补用于临床脊髓功能监测。一旦脊髓监测证实有脊髓损伤，应立即取出内固定器械。

5.脊柱手术中血液保护

据文献报道，大、中型脊柱手术术中平均出血量为600～2000mL，故如何对这类患者进行血液保护是术中管理的一项重要内容。自体血回输和控制性降压是目前临床上最常用的血液保护方法。

（1）术中自体血回输

①自体血回输的方式：分为非洗涤法和洗涤法。非洗涤法因回收皿中含有高浓度污染物已很少使用。洗涤法指使用血液回收装置对回收的手术液出血进行过滤和洗涤，然后将洗涤红细胞再回输给患者。因此，一般所提及的自体血回输指的都是洗涤法自体血回输。美国血液技术公司（Haemonetics corporation，USA）创造了Cell Saver品牌，从1974年的Cell Saver 1升级为2004年的全自动型Cell Saver 5+，广泛应用于临床。Cell Saver已成为自体血回输的代名词。

②自体血的成分：自体血废弃了血浆，主要成分是浓缩红细胞，血细胞比容（hematocrit）为50%～60%；酸性物质含量少，K^+浓度正常，2，3-二磷酸甘油酸（2，3-DPG）含量较高；血小板和凝血因子回收率低，血小板计数$<100 \times 10^9$/L，与回收时负压吸引破坏及清洗丢失较多有关；游离血红蛋白为20～50g/L；肝素清洗率为97.2%，残余量低。

③自体血相对于库存血的优势：脊柱手术创伤大、手术时间长、术中出血较多，需及时补充血容量。近年来，我国血源短缺日趋明显，因此脊柱手术中应首选自体血回输，尽量减少异体输血。库存血与自体血的对比如表4-3所示。

表4-3　库存血与自体血的对比

对比项	库存血	自体血
红细胞携氧能力	差	好
红细胞寿命及活力	缩短	正常
抗酸缓冲力	差	好
血源短缺、稀有血型	无法解决	可解决

对比项	库存血	自体血
免疫抑制	+	-
血型输错	+	-
过敏反应	+	-
传播肝炎、AIDS等	+	-
医疗费用	高	低

④自体血回输的不良反应：大量出血回收、清洗、回输时，由于血浆蛋白、血小板、凝血因子丢失过多，出现的不良反应主要有低蛋白血症和凝血功能障碍。因此，自体血回输在1500mL以上时，要严密监测凝血指标，必要时可适当补充新鲜冷冻血浆；若回输超过3500mL，需补充新鲜冷冻血浆或血小板。

⑤术前自体血小板血浆分离技术：于全身麻醉后，使用Cell Saver 5+将中心静脉所采集的全血分离为富血小板血浆（APRP）、贫血小板血浆（PPP）和浓缩红细胞（RBC）3部分，于术后回输给患者，以促进术后凝血功能恢复，减少术后出血。采血同时经外周静脉补充晶/胶体液，以维持血流动力学稳定。处理1200mL全血约可采集150×10^9/L的血小板、500mL的血浆。目前，血小板血浆分离技术仍需解决缩短分离时间、简化操作和降低费用等问题。

（2）控制性降压

措施有加深麻醉深度和使用血管扩张药。脊髓损伤患者可较长时间耐受$60 \sim 70$mmHg的MAP水平，同时能保证有效的脊髓血液灌注。降压程度不应超过基础血压的40%，必要时补充血容量。

6.体温保护

围手术期体温低于36℃称为低体温，可引起寒战、心肌缺血、心律失常、凝血功能障碍、苏醒延迟和伤口感染等。因此，对于持续时间较长的脊柱手术应给予连续体温监测及体温保护，具体方式如下：

（1）充气加温：可通过皮肤给患者加热，如压力空气加热器，使患者周围形成一个暖空气外环境。

（2）传导加温：目前最常用的术中保暖措施，常用可流动的循环水毯，水温控制在40℃，一条覆盖在患者身上，另一条垫在手术台上，患者就像"三明治"被包夹，可产生有效的保暖作用。但手术开始后覆盖面积减半，皮肤毛细血管受压使其保温作用减弱。

（3）血管内加温：血管内加温系统包括1个热量交换器，通过股静脉插入下腔静脉，可向体内传输热量的功率在400～700W，效果极佳。但该方法价格昂贵。

（4）其他：将手术垫、被子、帽子进行预热；将皮肤消毒液和冲洗液加热；输入加温的液体和库血。

（三）术后管理

1.高位截瘫患者的全麻后复苏

若截瘫患者存在严重限制性呼吸功能不全、术前肺活量少于预计值30%、手术失血＞30mL/kg等情况，应转送重症监护病房进行一段时间机械通气过渡后再复苏。

截瘫患者拔除气管导管，应满足以下条件：

（1）意识清醒。

（2）循环功能稳定。

（3）呼吸功能完全恢复，呼吸频率14～20次/分、吸空气时SpO_2＞95%。

（4）吸入空气10min后PaO_2和$PaCO_2$在正常范围或接近术前水平。

具体方法为：拔管前1～2min静脉注射利多卡因50～100mg有助于减轻呛咳和喉痉挛；吸除口、咽、鼻、气管导管内分泌物，吸纯氧2～5min，拔出导管前先将套囊放气。拔出导管后应继续面罩吸氧，再次吸引分泌物。动作须轻柔，全过程应在颈托固定下进行。

2.脊柱手术术后镇痛

在较大脊柱手术中，阿片类药物是术后镇痛的一线药物。但据调查，此类手术的许多患者因长期遭受脊柱疾病疼痛困扰，在术前即长期服用阿片类药物。因此，术前阿片耐受是对脊柱手术患者疼痛控制的极大挑战。近年来，作为多模式镇痛方案的一部分，非阿片类镇痛药的使用呈逐年增长态势，它不仅可促进疼痛的控制，还可使阿片类药物的相关不良反应最小化。需要指出的是，非甾体类抗炎药因存在影响脊柱融合、骨骼康复和出血的潜在风险，可能限制其在较大脊柱手术中的应用。另外，考虑到血肿、硬膜外导管的细菌感染及神经系统损伤等风险，椎管内使用阿片类药物在脊柱手术术后镇痛领域尚未普及。

脊柱手术疼痛控制方案如表4-4所示。

表4-4 脊柱手术疼痛控制方案

脊柱手术类型	镇痛方案
较小手术（椎板切除、椎间孔镜、椎间盘切除）	术前：持续术前镇痛 术中：对乙酰氨基酚、静脉阿片类药物 术后：口服阿片类药物和（或）对乙酰氨基酚
中等手术（颈前路椎间盘切除融合术、1~2节段融合术）	术前：持续术前镇痛药 术中：氯胺酮泵注、利多卡因输注、对乙酰氨基酚、静脉阿片类药物 术后：阿片类PCA、对乙酰氨基酚
较大手术（多节段融合术）	术前：持续术前镇痛药 术中：美沙酮或鞘内注射阿片类药物；氯胺酮、利多卡因和右美托咪定注射；对乙酰氨基酚 术后：加巴喷丁、阿片类PCA、对乙酰氨基酚、严重疼痛时考虑氯胺酮和（或）利多卡因输注

二、护理措施

（一）术前护理

骨折导致患者丧失基本生活能力，易使其造成急躁、紧张、焦虑情绪，护理人员应充分了解患者的心理状态，并及时与其进行面对面沟通，进行疏导工作。向患者介绍参与手术主要医护人员、手术方法、手术目的、术中应注意事项，使其产生参与感，积极配合治疗。手术前，对其进行各项检查，保证可正常进行手术。

（二）术中护理

手术操作之前，详细检查各项手术物品是否齐全，保证手术可顺利进行。手术过程中，护理人员应保证全程陪同，协助患者进行上肢活动、改变头部姿势，使其保持舒适状态，手术结束，做好交接工作。

（三）术后护理

术后严密监测患者各项生命体征，若发生异常应立即进行处理。叮嘱患者保证皮肤干燥，注意个人卫生，对患者进行皮肤护理，保证皮肤润滑，避免其磨破、潮湿部位涂抹刺激性药物，按时更换床单被罩、贴身衣物，并时常对病情进行清洁消毒，保证通风良好。每间隔3h协助患者进行一次翻身工作，对关注骨突位置进行适当按摩，以改善循环，避免出现血栓、压疮等并发症。患者病情有所好转后，可指导其进行一定的康复运动，训练方法可按照三点支撑法、四点支撑法、五点支撑法，指导患者进行哑铃、拉簧等运动，对其胸背部肌肉、上肢进行锻炼，增强其拄拐行走能力。

第五章　其他骨科手术麻醉与护理

第一节　肩关节镜下右肩袖修补术

下面以肩关节镜下右肩袖修补术为例阐述手术麻醉与护理措施。病例摘要：患者，男，63岁，身高170cm，体重82kg，因不慎跌倒右肩着地，导致右肩疼痛、活动障碍而入院。患者腹型肥胖，自诉有高血压病史，服用硝苯地平控释片（拜新同），30mg，qd，血压控制良好。两年前曾因头晕性颅脑MRI检查示"腔隙性脑梗死"，具体治疗不详，之后再无头晕、头痛等症状。入院后检查：心率77次/分，血压156mmHg/88mmHg。心电图检查：窦性心律，Ⅱ、Ⅲ、AVF导联T波低平。MRI检查：右肩袖撕裂。拟行"肩关节镜下右肩袖修补术"。

一、手术麻醉

（一）术前评估与准备

肩关节的结构相当复杂，它由盂肱关节、肩胛胸廓关节、肩锁关节和胸锁关节组成。它是全身最灵活的关节，也是稳固性最差的关节。肩关节的稳定性由肩袖维持。肩袖是覆盖于肩关节前、上、后方的肩胛下肌、冈上肌、冈下肌、小圆肌等肌腱组织的总称。

肩袖损伤除了引起疼痛外，还会造成肩关节活动受限和功能障碍，严重者可影响患者的日常生活。急性肩袖撕裂多因剧烈撞击导致；而慢性肩袖撕裂则由于反复进行肩关节过度外展活动，致使肩峰下撞击，反复摩擦而造成，典型患者人群如网球运动员、油漆工、木匠等。此外，肩袖撕裂的相关危险因素有：老年、男性、优势手臂、重体力劳动、既往创伤史、肩峰的形态、倾斜角度、肩峰韧带的大小、肩峰籽骨和肩锁关节骨赘等。其中，年龄、既往创伤史和优势手臂是其高危因素。

临床上肩袖损伤的发病率占肩关节疾患的17%~41%，其平均患病年龄为59.4岁。在1个大样本的尸体解剖研究中发现，肩袖损伤的发病率在17%，而年龄大于60岁的尸体解剖发现其发病率在30%。随着老年化的社会发展，肩袖损伤的发病率预计将会进一步上升。

1.肩袖损伤的分类和手术方式

Neer（美国，尼尔）将肩袖损伤分为3度：Ⅰ度为肩袖组织出血、水肿；Ⅱ度为肩袖纤维化；Ⅲ度为肩袖撕裂。肩袖撕裂又分为部分和全层撕裂。肩袖撕裂的分类很重要，它不仅能够提示肩袖撕裂的范围及肩袖撕裂的位置，更有助于肩袖撕裂的治疗。Ellman（美国，埃尔曼）将肩袖部分撕裂分为3类：滑囊侧部分撕裂、肌腱内撕裂和关节侧部分撕裂。

而每一类根据撕裂深度又分为3度：Ⅰ度小于3mm，Ⅱ度介于3~6mm，Ⅲ度大于6mm或超过肌腱全厚的50%。

全层撕裂根据撕裂长度分为4型：小于1cm为小型撕裂，1~3cm为中型撕裂，3~5cm为大型撕裂，大于5cm为巨大型撕裂。

肩袖撕裂后不但不能自行愈合，而且随着时间的推移撕裂范围会逐渐增大。肩袖撕裂小于正常肌腱厚度的50%者可采用保守治疗。保守治疗无效或肩袖撕裂大于正常肌腱厚度50%者需采用手术治疗。手术治疗方式主要包括切开修复、小切口修复及肩关节镜下治疗。而肩关节镜下治疗已成为目前最常用的治疗方法。

肩关节镜手术的入路有以下6种：后部入路、前部入路、前上入路、关节窝中间入路、肩峰下入路和冈上肌入路。

2.肩部区域的神经分布

肩部的神经分布均来自颈丛和臂丛的分支。

支配肩部皮肤感觉的神经主要有：分布于肩锁关节顶部的颈丛分支-锁骨上神经（$C_{3~4}$）和分布于三角肌区及上臂上1/3外侧面的腋神经（$C_{5~6}$）的分支-臂外侧上皮神经（$C_{5~6}$）。

支配肩关节周围肌群的神经均来自臂丛神经，主要有支配冈上肌及冈下肌的肩胛上神经（$C_{4~6}$），支配大圆肌和肩胛下肌的肩胛下神经（$C_{5~6}$），支配小圆肌和三角肌的腋神经（$C_{5~6}$）。

另外，肩胛上神经（$C_{4~6}$）还支配肩锁关节及部分盂肱关节的感觉；腋神经（$C_{5~6}$）支配关节囊下部及盂肱关节的感觉。

3.该患者术前检查和准备

肩关节镜手术因视野局限，术中一般需控制性降压才能完成手术。故需对术中能否实施控制性降压及控制性降压程度做进一步评估。

该患者有高血压、腔隙性脑梗死病史，围手术期再发脑梗死风险明显增加。建议行双侧颈动脉超声检查，评估颈动脉情况，避免围手术期颈动脉斑块脱落发生脑梗死，同时判断颈动脉是否有狭窄或狭窄程度，评估能否耐受脑灌注压的降低。另外，患者需进行24h动态血压监测，从而了解患者真实的基础血压，评估患者可以耐受的降压范围。

患者颈动脉超声检查未见异常；行24h动态血压示平均血压145mmHg/80mmHg左右，夜间最低108mmHg/60mmHg，且第2天早晨晨起后无不适。认为患者可耐受术中平均动脉压在70mmHg。手术医生与麻醉医生沟通后，决定于择日行手术治疗。

4.麻醉方式的选择

全身麻醉和神经阻滞均能为肩关节镜手术提供有效的麻醉。单独应用神经阻滞，其优点在于操作简单，术后镇痛完善，有利于患者术后早期活动。但是，由于肩关节腔的冲洗可导致颈肩部水肿，限制了颈部活动度，并可能造成严重的上呼吸道水肿，同时患者术中呈沙滩椅体位或侧卧位，如单纯应用神经阻滞，患者的气道得不到有效的保护，一旦术中发生气道梗阻，可能发生气管插管困难。此外，因冲洗液造成颈肩部水肿的不适，患者在清醒状态下较难耐受。因而为了给患者提供气道安全保障和更舒适的麻醉过程，肩关节镜手术选择气管内插管全身麻醉是必要的，同时联合神经阻滞，以提供良好的术中及术后镇痛，有利于减少应激反应和循环管理。

（二）术中管理

患者入准备室后给予心电图、无创血压监测，心率78次/分，血压170mmHg/90mmHg，$SpO_2$96%。开放外周静脉，静注咪达唑仑1mg和芬太尼50μg

镇静，10min后血压150mmHg/86mmHg。常规消毒后，于超声引导下行右侧颈浅丛和肌间沟臂丛阻滞，各注射0.5%罗哌卡因5mL和15mL。10min后测试效果满意。

常规全身麻醉诱导、气管插管顺利，心率69次/分，血压118mmHg/67mmHg，$SpO_2$100%。5min后，抬高患者头部放置沙滩椅位，心率突然减慢至40次/分左右，测血压72mmHg/38mmHg，立即静注麻黄碱10mg，效果不理想，即将患者头部降低放回平卧位，心率、血压恢复正常。予以补充乳酸钠林格氏液300mL后再缓缓抬高头部，此时心率72次/分，血压102mmHg/65mmHg，平稳后开始手术。手术于1h后顺利结束。

1.患者于全身麻醉后摆放沙滩椅位时突发低血压、心率减慢的处理

（1）原因

考虑为Bezold-Jarisch反射（BJR）引起的循环抑制。

BJR系容量减少引起的血管-迷走神经反射。在左心室壁存在压力感受器，当左心室内容量降低时兴奋，触发BJR，使心率减慢和血压降低。

BJR的作用机制包括两个方面：一是静脉淤血导致回心血量降低/相对低的左室充盈度（坐位所致的静脉血液蓄积合并围手术期禁食后导致的相对低血容量状态）；二是心（室）肌收缩亢进（肾上腺素的β肾上腺素能效应），增加的肾上腺素水平可能是由于内源性的静脉回心血量减少及颈动脉压力感受器受刺激，或外源性的局麻药或冲洗液中的肾上腺素吸收。在这种情况下，低血容量所诱发的心室收缩亢进使心室内机械压力感受器（C纤维）受刺激，引起一些易感患者交感功能突然减退和迷走神经张力增加，导致心动过缓和低血压。

在患者麻醉后（包括全身麻醉或单纯臂丛阻滞）摆放沙滩椅体位时回心血量突然降低，BJR引起循环抑制，临床表现为突然低血压、心动过缓，清醒患者有头痛、恶心呕吐，严重者可导致心搏骤停。

（2）预防措施

①预先给予患者一定的血容量补充。

②预防性使用抗胆碱药。

③有研究建议，预防性给予β受体阻滞剂，在容量减少的早期、心肌收缩增强及心率增加期间，阻滞β受体可防止因心室收缩增强导致的心室内机械压力感受器受刺激，从而可阻止BJR的发生。

BJR所致的低血压和心动过缓，往往对格隆溴铵和阿托品无效，但对静脉注射麻黄碱（5～25mg）或肾上腺素（5～15μg）效果明显。

2.沙滩椅体位对脑血供和氧供的影响

沙滩椅体位在肩关节镜手术中经常使用，其优点有：

（1）气道易于控制。

（2）解剖位置接近直立。

（3）关节活动度大，利于关节内部的检查和医生的操作。

（4）关节腔内出血少。

（5）有利于借助肢体本身的重量进行关节牵引。

然而，沙滩椅体位会减少脑动脉血流，造成脑灌注的不足而最终可引起一系列并发症。

据报道，沙滩椅位时大脑水平的血压比上臂测得的血压低15～20mmHg，与下肢血压之间的差值则可达90mmHg，而对于存在颈内血管病变的患者，这个差值更大。

对于高风险患者，脑灌注压的降低是发生脑卒中的重要原因。有学者报道了3例沙滩椅体位的肩关节镜手术患者发生了脑卒中。有学者认为，肩关节镜手术中，当沙滩椅体位的角度在45～90°时进行控制性降压易引起脑卒中。因此，为了避免脑血管意外，术中应维持收缩压≥90mmHg及收缩压、平均动脉压不小于基础值的80%。在侧卧位下行肩关节镜手术可减少脑灌注不足的发生。

颈内静脉氧饱和度（SjO_2）或脑氧饱和度（rSO_2）监测在此类患者中使用有积极的意义。研究显示肩关节镜手术沙滩椅位是SjO_2下降的直接相关因素，虽然这种氧饱和度的下降和术后中枢神经并发症的关系如何并不清楚。SjO_2低于50%被认为可出现脑底灌注，而低于40%被认为患者可出现脑缺血。另外，SjO_2的下降有可能与术后早期认知功能障碍相关。

3.肩关节镜手术中关节腔冲洗可能对患者造成的不利影响

肩关节镜的手术术野包括肩关节腔和肩峰下的区域，为了使关节腔扩张及手术视野更清晰，术中要对关节腔进行持续加压冲洗，并且其冲洗量随手术时间延长而增加，有时可达十数升。肩关节腔是一个完全封闭的区域，但是肩峰下的区域并不是封闭的腔隙，当该区域压力过高时，冲洗液很容易渗透到组织疏松薄弱的颈部和胸壁，使颈部及胸壁液体蓄积，造成颈部、肩部和胸壁明显水肿，这些部位水肿一方面可造成气管旁间隙水肿、气管受压；另一方面，双侧颈部严重水肿时可压迫颈外静脉，影响静脉回流，导致口咽喉水肿，严重者造成呼吸道梗阻，甚至危及生命。

肩关节镜手术冲洗液渗出造成的问题与经尿道前列腺电切术综合征不同。肩关节镜手术的冲洗液是生理盐水，不会引起循环容量的低渗状态。关节腔内冲洗压力低，引流排出充分，全身吸收少，对全身循环容量影响也小。但当术中出现明显静脉破裂时，仍应警惕冲洗液大量进入循环导致全身血容量过多。

（三）术后管理

1.患者术后拔除气管导管的条件

除了应满足常规拔除气管导管指征外，应注意此类手术患者冲洗液渗出可能导致颈部水肿压迫颈外静脉回流，从而存在上呼吸道梗阻的可能。

该患者术后15min，意识充分恢复，心率、血压正常平稳，自主呼吸频率16次/分，呼吸不费力，潮气量>400mL，呼吸空气条件下SpO_2为98%，肌力恢复正常，特别要强调可以合作和保护气道（能遵指令抬头5s），张口无口腔内水肿，确认无舌体肿大。颈部无双侧严重水肿，气管可被触及。先将气管导管套囊放气，确认患者呼吸顺畅后再拔除气管导管。

2.术后镇痛

影响肩关节术后疼痛的因素主要包括：术前宣教、性别、肩关节损伤类型、职业相关性损伤等。有研究表明，肩关节镜术后24h内男性比女性的疼痛程度要高，24h后差异不明显。肩袖损伤、肩关节不稳、肩峰下撞击综合征患者，行关节镜下肩袖修补手术，其术后疼痛程度最高。

肩关节镜术后镇痛提倡多模式、个体化镇痛。单次肌间沟臂丛、颈浅丛阻滞复合患者静脉自控镇痛或连续臂丛神经阻滞均可获得满意的术后镇痛效果。对于术后24h出院的患者，出院后可口服非甾体类抗炎药。

3.术后随访时对神经功能进行评估

麻醉医生在术后随访时应对术前所阻滞的神经进行术后功能的评估。如果发现有神经损伤，注意避免与手术操作引起的神经损伤相混淆。一项单中心、追溯15年资料的回顾性研究显示，1596例全麻下行肩关节手术的患者，部分在术后实施肌间沟臂丛阻滞镇痛，与未行肌间沟臂丛阻滞镇痛的患者相比，神经损伤发生率统计学上没有差异，作者认为臂丛阻滞没有增加这类手术患者术后神经损伤的风险。实际上，手术操作对神经的直接损伤是肩关节镜术后造成周围神经损伤的主要原因。肩关节镜手术引起的正中神经、腋神经、前臂内侧皮神经、肌皮神经、桡神经、尺神经、胸内侧皮神经、骨间前神经等损伤均有报道。另外，手术特殊的体位（沙滩椅位或侧卧位）、头托位置摆放不当、颈椎过伸或屈曲、肩关节牵引不当等均可能对周围神经造成牵拉、卡压等损伤。这种神经损伤约80%可完全恢复，但可能需要数周至数月的恢复时间。

当出现术后神经功能障碍时，应及时与手术医生沟通，明确病因，积极处理。

二、护理措施

（一）术前准备

1.术前访视

术前访视病人，了解病人基本情况、手术方式、有无特殊疾病等特殊情况。向病人说明术前常规准备工作，介绍手术室环境及手术过程，做好心理护理，消除其紧张情绪。

2.物品准备、敷料器械

常规骨科敷料包、一次性无菌敷料包、一次性手术衣、关节镜包、肩关节镜包、关节镜特殊器械。

3.无菌耗材

尖刀片、20mL注射器、10mL注射器、画线笔、腰穿针、吸引器皮条4根、牵引带、冲洗管、一次性刨削头/打磨头、一体或分体式射频刀头、一次性曲卡、可吸收缝线、止血产品1mL/mg盐酸肾上腺素加入100mL生理盐水溶液内（抽出40mL，与2支10mL罗哌卡因均匀混合，按2：1比例）、袋装冲洗液。

4.仪器用具

关节镜内窥系统、刨削动力系统、低温等离子主机、脉冲灌注仪、肩关节镜牵引架、吸引器2套、侧卧位体位垫及卡子。

（二）术中配合

1.巡回护士的配合

入室后仔细核对病人信息，安置病人，做好保暖工作。建立静脉通道于健侧，遵医嘱给予术前抗生素。

2.体位安置

全麻插管后安置病人于侧卧位：病人取90°健侧卧位，肩胛下垫距腋窝10cm的软垫，健侧上臂置于搁手架上，患侧上臂外展35°～70°，15°前屈，给予关节镜吊臂支架5～6kg的对抗力进行悬吊牵引。防止身体倾斜晃动，用侧卧位卡子固定，两腿之间垫一软垫，健侧下肢屈曲60°～70°。

3.仪器准备

检查各种仪器性能、物品是否准备齐全及在有效期范围内。正确连接显像系统、刨削系统、等离子射频系统、脉冲灌注仪及两组吸引器。

4.协助铺单

提前15min洗手，理好无菌台，协助医生消毒铺单。

5.器械传递

递markpan标出手术入路（一般肩后上入路），20ml注射器接10ml注射器的针头，将止血水注入关节腔内，以扩张关节腔，递尖刀做一切口，递钝头鞘管，收回穿刺芯，递关节镜，打开冲水管。关节镜直视下，用腰穿针插入前上入路，通过关节囊，递尖刀做一切口，小直钳撑开，递刨削手柄，探查肩关节，清理增生滑膜。然后用低温等离子刀清理并止血。关节镜转入肩峰下间隙，可见肩峰外侧缘下端骨质增生，做外侧入路切口（依次递腰穿针、尖刀、小直钳）用刨削刀和低温等离子刀充分清理肩峰下滑膜囊组织并止血，对打磨头行肩峰成形术和锁骨远端成形术。

关节镜外侧入路，观察冈上肌腱撕裂（递组织抓钳），然后递腰穿针、尖刀、小直钳自前后入路拧入绿色曲卡至肩峰下间隙，修整冈上肌腱撕裂缘后递刨削刀清理大结节骨床。在肩峰前外缘1cm处制作锚定入路，递开凿器（T型），在软骨外缘1cm处分别拧入2枚强生5.0mm带线锚定，递骨锤去除外包装，然后依次用抓线钳、肩袖缝合器、组织抓钳将锚定尾线分别穿越撕裂缘前后方的冈上肌腱，用推节器、小弯钳将锚定尾线收紧打结，缝合冈上肌腱撕裂处。最后用滑动剪刀剪除多余尾线。关节腔内和肩峰下间隙分别注入止血止痛水，递腰穿针注入。用3～0角针快微桥缝线关闭切口后盖敷料（皮肤巾），患肢悬吊固定于内旋屈肘位。

第二节　膝关节镜下前交叉韧带重建术

下面以膝关节镜下前交叉韧带重建术为例阐述手术麻醉与护理措施。病历摘要：患者，男，34岁，体重70kg，2个月前因运动扭伤右膝关节，出现右膝关节肿胀疼痛，伸直和过屈活动受限。之后，患者感觉右腿时有发软，不能单腿支撑。MRI检查提示：右膝关节前交叉韧带损伤。入院体检：意识清晰，体温36.8℃，脉搏81次/分，呼吸15次/分，血压116mmHg/74mmHg。辅助检查：血常规、肝肾功能、电解质、血糖及心电图检查均正常。拟行"膝关节镜下前交叉韧带重建术"。

一、手术麻醉

（一）术前评估与准备

前交叉韧带起于胫骨上端髁间隆起前部和内、外侧半月板前角，斜向后外上止于股骨外侧髁内侧面，可防止胫骨过度向前移位及膝关节过伸。前交叉韧带是膝部最易受伤的韧带。外力使膝关节过伸或过度外展均可引起膝关节前交叉韧带损伤。损伤机制主要包括以下几种：膝关节内、外翻损伤，膝关节过伸损伤，膝关节屈曲位支撑伤。损伤多与运动有关，有统计约70%的损伤是在体育运动中受伤，尤见于一些需要扭转、急停等动作的运动中，如篮球、足球、滑冰等。美国流行病学研究显示前交叉韧带损伤在该国普通人群中的发病率约为1/3000，而足球运动员前交叉韧带损伤的发病率为60/10万，滑雪运动者为70/10万，明显高于一般人群。由于生理特点的原因，女性较男性有更高的损伤率，有统计显示，女性的前交叉韧带损伤率相比男性高出4～8倍。主要是由于女性大腿后群肌力较差，肌肉韧带松弛度大，前交叉韧带较细，承受负荷能力较小。

后交叉韧带居于前交叉韧带的后内侧，起自胫骨髁间隆起后部及外侧半月板后角，斜向前内上，止于股骨内侧髁外侧面，可防止胫骨向后移动，限制胫骨后移的力量的95%来自后交叉韧带。后交叉韧带的强度是前交叉韧带的1.5~2倍，因此较大的暴力才能导致其损伤，所以后交叉韧带损伤比前交叉韧带损伤少见，往往发生于高强度、高对抗性运动外伤和交通伤中。国外文献报道，后交叉韧带损伤在所有膝关节韧带损伤中占3%~20%，其中，30%是单独损伤，70%是合并其他韧带损伤。国内1999—2006年的一项流行病学研究显示，造成后交叉韧带损伤的因素中以交通事故伤最多，占66.84%，并且多伴有其他韧带联合损伤，联合韧带伤中合并内侧副韧带损伤最多，其次为合并前交叉韧带损伤，合并外侧副韧带损伤较少。其次是运动伤，占33.16%，并且以单一后交叉韧带损伤为主。男性发病率高于女性，并且以35岁以内的年轻患者居多，这是因为剧烈对抗性运动、驾驶汽车或摩托车这些因素有明显男性化倾向。而年轻人运动量较大、运动程度激烈，因此较易发生后交叉韧带受伤。后交叉韧带损伤的机制主要包括胫前伤、过伸伤、过屈伤和屈曲内外翻伤，损伤后很少产生不稳定现象，主要表现为上下楼梯、上下坡及下蹲时乏力。大多数陈旧性损伤的患者以膝关节慢性疼痛为主诉。

1.常见膝关节镜手术类型

（1）前交叉韧带重建术：前交叉韧带受损后，为了恢复运动能力和水平，防止膝关节炎过早发生，需进行前交叉韧带重建。目前临床上应用最广泛的是自体移植物手术。腘绳肌腱重建法因手术创伤较小、韧带强度更高、不影响伸膝功能的优点成为目前的主流手术选择。常用的方法是游离半腱肌、股薄肌作为移植物。取腱切口位于胫骨结节内侧1.5cm、远侧0.5cm，长2~3cm，在缝匠肌腱膜深面探及股薄肌和半腱肌肌腱，切取股薄肌和半腱肌肌腱。手术过程主要包括自体移植物的切取和处理，胫骨隧道和股骨隧道的建立，以及移植物的置入和固定。

（2）后交叉韧带重建术：后交叉韧带的血供非常丰富，因此后交叉韧带断裂后有相当强的自行愈合能力，对于急性期后交叉韧带不完全断裂，可以采取保守的治疗策略，以期充分利用其自行愈合能力。对于急性和陈旧性后交叉韧带完全断裂，则需进行手术治疗。

采用自体腘绳肌肌腱重建后交叉韧带的手术步骤与前交叉韧带重建术类

似，区别主要在于骨隧道的位置和角度。

（3）半月板修整术：半月板是两个位于股骨髁和胫骨平台之间的半月状纤维软骨，能增强膝关节的稳定性，同时具有吸收冲击、转移承重、维持膝关节运动协调的作用。前交叉韧带损伤的患者很多伴有半月板的损伤。损伤后引起关节内出血和渗液，膝关节活动时感到弹动并发出弹响声。病程长者，股四头肌逐渐萎缩。新鲜损伤时立即接受半月板修整术愈合率较高。根据半月板受损的部位及血供判断其愈合情况，若愈合率高，则手术缝补；若愈合率低，一般采取部分切除的方法。

半月板修整术的手术创伤较小，内侧半月板修整时，从前内侧入路插入关节镜、前外侧入路插入缝线套管；外侧半月板修整时，从前外侧入路插入关节镜，从前内侧入路插入缝线套管。因此，手术切口只需在髌骨两侧钻取两个小孔即可。

（4）髌三联术：髌三联术包括髌骨外侧支持带松解术、内侧髌骨韧带重建术、胫骨结节内移抬高术，是一种用于治疗髌骨脱位的手术方法。髌骨脱位既可能发生在剧烈运动和直接暴力时，也可能发生在一些小的活动中。而髌骨脱位往往具有复发性，一生只发生一次髌骨脱位的患者少见。因此，习惯性髌骨脱位往往需要通过手术治疗。

①髌骨外侧支持带松解术：松解范围为距髌骨外侧缘1cm，自髌骨尖水平髌腱外侧缘至髌骨外上级的外侧2cm、近侧2cm。

②内侧髌骨韧带重建术：切取半腱肌肌腱，随后建立髌骨和股骨隧道，置入移植物。

③胫骨结节内移抬高术：沿胫骨结节外侧缘做一个长约3cm的纵向切口，将胫骨结节的近端沿截骨面内移，以克氏针固定。

2.膝关节的感觉神经支配

（1）膝关节浅层：为分布到皮肤和皮下组织的皮神经。

①膝前部：主要由股神经（$L_{2\sim4}$）分支支配，其中中间为股中间皮神经分布，髌骨下方部位为隐神经分支髌下支分布。

②膝后部：为股后皮神经（$S_{1\sim3}$）、闭孔神经（$L_{2\sim4}$）后支的皮神经分布。

③膝内侧：上半部分为闭孔神经（$L_{2\sim4}$）前支的皮神经，以及股神经（$L_{2\sim4}$）分支股内侧皮神经、隐神经分支分布，下半部分为胫神经（$L_{4\sim5}$，$S_{1\sim3}$）

的皮神经分布。

④膝外侧：上半部分为股外侧皮神经（$L_{3\sim4}$）分布，下半部分为腓神经（$L_{4\sim5}$，$S_{1\sim3}$）返支分布。

（2）膝关节深层：为分布到关节周围韧带、关节囊及进入关节内的神经分支。

①膝关节内侧：主要由股神经（$L_{2\sim4}$）分支分布，包括隐神经分支髌下支、股内侧肌肌支及其分支内侧副韧带神经，其中股内侧肌肌支另有分支分布膝前方关节囊，隐神经也有关节支分布髌腱、脂肪垫及前交叉韧带。

②膝关节外侧：主要由股神经（$L_{2\sim4}$）分支股外侧肌肌支、股中间肌肌支的分支和腓总神经（$L_{4\sim5}$，$S_{1\sim3}$）分支外侧副韧带神经、腓神经返支分布。

③膝关节后部：由胫神经（$L_{4\sim5}$，$S_{1\sim3}$）关节支和闭孔神经（$L_{2\sim4}$）后支的分支组成腘窝神经丛分布到后部关节囊、后交叉韧带、半月板。

3.术前评估的要点

接受膝关节镜手术患者大多为青壮年，术前进行常规评估即可。术前访视重点应集中在既往病史、既往手术史、药物过敏史及是否有家族遗传病史。特别是影响麻醉方式选择的病史，如哮喘病史、家族内恶性高热史、腰椎间盘突出症、腰椎手术史、小儿麻痹症、外周神经损伤病史等需要重视。对于急性韧带损伤，卧床制动超过3d的患者应进行下肢深静脉超声检查，以判断是否存在下肢深静脉血栓形成。

4.麻醉方式的选择

膝关节镜手术麻醉方法的选择比较多。椎管内麻醉是目前大多数麻醉医师的首选，其优点在于操作简便，麻醉效果确切，对呼吸、循环干扰相对较小。对于椎管内麻醉禁忌的患者而言，气管内插管全身麻醉是一种选择，缺点在于术后镇痛效果不确切，对呼吸、循环干扰相对较大。近年来随着超声可视化技术的普及，外周神经阻滞逐渐成为膝关节镜手术麻醉的较好选择。

外周神经阻滞的优势在于：

（1）阻滞了手术区域疼痛传入纤维，镇痛确切。

（2）术中血流动力学更稳定。

（3）不影响正常的膀胱和肠道功能。

（4）没有头痛并发症风险，无须术后卧床。

但手术麻醉不仅仅需要考虑手术切口部位的疼痛应激，同时需要考虑止血带的不适反应，因此止血带部位以下的所有支配神经均需阻滞。而阻滞神经越多，神经损伤等并发症的发生率就越高，穿刺造成的疼痛和软组织损伤也越多。因此，选择性神经阻滞复合镇静或喉罩麻醉的方案应运而生，这种方案既可以提供完善的镇痛，又可以提供舒适的手术麻醉体验，是一种更好的麻醉方式。这也使得仅仅覆盖手术部位的选择性神经阻滞成为可能。选择对肌力影响相对小的神经阻滞入路来进行麻醉，能最大限度地保留患肢的运动功能，从而促使患者术后早期进行适当的主动功能锻炼，尽早下床活动。

（二）术中管理

1.术中监测

无创血压、心电图、脉搏氧饱和度、体温是必要的监测。而对于实施喉罩麻醉或气管插管全身麻醉的患者，应持续监测呼气末二氧化碳分压和呼气末吸入麻醉剂浓度。

2.如何实施腰麻

通常采用$L_{3\sim4}$间隙穿刺，针尖到达蛛网膜下腔，回抽脑脊液通畅，注射0.5%罗哌卡因20mg或0.5%布比卡因15mg。麻醉平面稳定于T_{10}平面，即可进行膝关节镜手术。

3.如何实施单纯外周神经阻滞

单纯以外周神经阻滞完成膝关节镜手术，除了覆盖手术部位以外，还要去除大腿根部止血带的不适反应，因此需要阻滞支配下肢的5支神经：股神经、闭孔神经、股外侧皮神经、坐骨神经和股后皮神经。通常采用0.5%罗哌卡因，在超声引导下，股神经注射10mL，闭孔神经注射8mL，股外侧皮神经注射2mL，Labat点坐骨神经注射20mL。

4.如何实施外周神经阻滞复合喉罩麻醉

对于前交叉韧带重建手术，其手术区域主要由股神经和坐骨神经支配，因此仅需要将此两支神经阻滞，然后行复合喉罩麻醉即可完成手术。可采用丙泊酚（2.5~3.5mg/kg）静脉注射诱导，置入喉罩。术中给予吸入七氟醚，将呼气末七氟醚浓度维持在0.7MAC，同时保持自主呼吸频率在10~14次/分。术中若出现麻醉深度不足情况，如呼吸频率增快，心率加快，可静注芬太尼10μg或舒芬太尼

2.5μg。

由于神经阻滞控制了大部分手术区域的疼痛刺激，因此手术中仅需要使用少量阿片类药物消除留置喉罩的应激反应及止血带反应，在手术过程中保留自主呼吸。保留自主呼吸可以尽量减少对呼吸生理的干扰，同时降低发生胃内充气的风险。

（三）术后管理

1.术后镇痛

关节镜下前交叉韧带重建术虽然是微创手术，但术后仍有绝大部分患者有较为剧烈的疼痛。术前既有的前交叉韧带撕裂、术中的机械刺激、术后的炎症反应和康复训练等都是术后疼痛的组成原因。而前交叉韧带重建术后的康复训练对手术有着极其重要的意义，若缺乏早期康复训练的介入，极易导致韧带粘连、关节功能障碍，严重影响手术效果，其中股四头肌肌力的训练最为重要。因此，术后患者往往需要在良好的术后镇痛支持下，才能顺利完成早期康复计划，达到恢复膝关节功能的目标。以连续神经阻滞为基础的多模式镇痛近年来逐渐成为术后镇痛的较好选择。连续神经阻滞因其针对性强，镇痛效果佳，对机体其他系统影响小的优点成为多模式镇痛的中心环节。

2.如何选择连续神经阻滞入路

连续股神经阻滞是目前临床上采用最多的入路，但持续股神经阻滞显著削弱股四头肌肌力。研究显示，术后接受48h连续股神经阻滞的患者在其后6个月的随访中，股四头肌肌力和各项运动能力测试评分均低于未接受连续股神经阻滞的患者。而且降低局麻药浓度、减小剂量并没有减少对股四头肌肌力的影响。因此连续股神经阻滞会影响术后康复锻炼。

连续收肌管阻滞是近几年来兴起的一项新技术。收肌管内含股神经分出的股内侧肌支、隐神经、股内侧皮神经及闭孔神经关节支。其镇痛效果和连续股神经阻滞相似，而对股四头肌肌力的影响要小得多。相较于连续股神经阻滞，连续收肌管阻滞对于患者术后的康复锻炼更为有利。同时连续股神经阻滞置管部位位于腹股沟区，比较潮湿，又接近会阴区，相对收肌管部位，其潜在感染风险增大。另外，连续收肌管阻滞导管穿过缝匠肌，固定更加牢靠。因此，连续收肌管阻滞是前交叉韧带重建术术后镇痛的较好选择。

二、护理措施

（一）术前护理

1.常规护理

协助患者完成各项辅助检查。确定并做好手术部位的标识。检查并备齐膝关节镜光学系统、多功能电动刨削系统和定位器、空心钻取腱器、袋装生理盐水、止血带、可吸收缝线、带尾孔导针等手术器材，保持相关仪器处于运行正常备用状态。提前将手术室的室温调至22℃～25℃，相对湿度保持在50%～60%。

2.心理疏导

部分患者因长期疼痛，或担心治疗效果而产生焦虑、急躁情绪，影响治疗积极性。护理人员应及时与患者交流，充分了解诱因，开展针对性心理疏导。向患者讲解手术具有微创、效果佳及安全性高等优势。可向患者列举既往成功的病例，以缓解其心理压力。介绍术后注意事项和康复训练的重要性，指导患者开始进行主动股四头肌等长收缩、踝关节屈伸等锻炼。

（二）术中配合

进入手术室后建立静脉通道。正确连接好各种导线后打开手术仪器，遵医嘱调节好各项参数。密切监测患者各项生命体征。膝关节镜诊断完成后要及时调整瞄准器。器械护士须及时应用刨削刀将关节腔内的骨屑片吸走。医师取腱缝合时，及时准备好湿盐水纱布将缝合好的移植物包好备用。移植后配合检查交叉韧带重建满意后，遵医嘱再次冲洗关节腔、吸除残液、放置负压引流。

（三）术后护理

1.常规护理

术后患者返回病房后，取平卧位并抬高患肢20°～30°，便于静脉回流。切口使用弹力绷带加压包扎，局部冰敷。注意切口有无渗血，及时更换切口敷料，保持切口清洁干燥。夜间休息时则保持膝关节完全伸直位，防止术后伸膝受限。保持引流管引流通畅。密切观察生命体征及患肢肢端的感觉、血运及运动情况，加强营养支持。严格遵守无菌操作原则，抗生素现配现用。

2.康复锻炼指导

根据病情及恢复情况制订康复锻炼计划，并严格掌握运动量、频率和强度，按个体化、循环渐进的原则分段进行，同时训练中要有自我及相互保护意识。患者完全清醒后，可指导其进行踝关节主动背伸、跖屈、内收、外展、内翻、外翻等活动。在不加剧疼痛的情况下可做直腿抬高训练。注意训练的幅度和力量应由小到大，循序渐进。术后第 2 天在踝关节功能锻炼的基础上，开始训练股四头肌等长收缩锻炼，15 秒 / 次、间隔放松 10s，30 ～ 50 次 / 组，2 ～ 3 组 / 天。术后第 3 天开始逐渐增加膝关节的活动度，同时抗阻力锻炼股四头肌。拔除引流管后，即可坐在床边做髌骨左右推动运动及膝关节屈伸运动，防止髌骨粘连。利用关节功能训练机(CPM)辅助锻炼膝关节的被动屈伸活动，一般从30° 开始，30分钟 / 次，2 次 / 天，视恢复情况每日增加5° ～ 10°，直至0° ～ 120°。术后 2 周开始下地，并加强抗阻练习、下蹲练习、扶拐行走等。第 3 周后可部分负重行走，第 4 周弃拐完全负重行走。

第三节　全膝关节置换术

下面以全膝关节置换术为例阐述手术麻醉与护理措施。病例摘要：患者，男，66岁，右膝关节外伤20余年，疼痛加重半年，口服羟考酮（奥施康定），10mg，q12h，3个月。有高血压、房颤、冠心病病史，3年前行房室结消融+起搏器植入术，前降支置入支架2枚，现口服缬沙坦（代文），80mg，qd；螺内酯（螺内酯），20mg，qd；美托洛尔（倍他乐克），47.5mg，qd；氯吡格雷（波立维），75mg，qd。入院体检：神志清，体温36.8℃，脉搏62次/分，血压142mmHg/82mmHg，呼吸14次/分。身高188cm，体重117kg，BMI33.1。心电图检查：心房颤动，频发室性期前收缩，VVI形式起搏，感知及带动功能良好。心脏超声检查：左房增大，主动脉窦部增宽，LVEF61%；血肌酐123 μ mol/L。血气分析：pH7.38，$PaCO_2$41mmHg，$PaO_2$98mmHg，BE-1.3mmol/L。右膝关节X线检查：右膝关节骨端边缘及髌骨上下缘骨质增生，髁间突变尖，关节间隙狭窄。诊断：右膝骨关节炎。拟行"右膝关节置换术"。

一、手术麻醉

（一）术前评估与准备

全膝置换术（total knee replacement，TKA）的主要病因是膝关节炎，其中骨关节炎和类风湿关节炎最为常见，少见的病因有无菌性坏死、创伤性关节炎等。目前，TKA已是美国单病种使用医疗资源最多的治疗项目。

1.TKA的适应证和禁忌证

（1）适应证

TKA又称三间室膝关节置换术，主要适应证是消除关节炎症所致的剧烈疼痛，提高患者的生活质量。手术人群包括如下：

①年龄较大、活动较少的终末期骨关节炎患者。

②年轻但因全身关节炎多关节受累导致功能障碍的类风湿关节炎患者。

③股骨坏死伴有髁软骨下骨塌陷的患者。

④中度关节炎及不同程度疼痛，同时伴有关节畸形并已开始影响人工关节置换术预后效果的患者。

（2）TKA的绝对禁忌证

①最近或既往有过膝关节化脓性感染、其他部位存在未愈感染。

②伸膝解剖结构不完整或严重功能不全。

③继发于肌无力的反屈畸形及无痛、功能良好的融合膝。

相对禁忌证有很多，且有争议，术前任何可能对手术预后产生不良影响的情况均可被认为是相对禁忌证。

2.TKA的手术步骤及手术入路

20世纪70年代设计的全髁假体，标志着TKA进入了新纪元，TKA术后优良率达90%以上，10年以上生存率可达96%。

（1）手术步骤

①手术切口：患者取仰卧位，患侧膝关节前正中纵向切口，切开皮肤、皮下组织及筋膜，按内侧髌骨旁支持带切口入路，沿髌内侧切开关节囊及髌韧带内进入关节，翻转髌骨，切除骨赘、滑膜、髌下脂肪垫、内外侧半月板及前后交叉

韧带。

②骨准备：股骨远端截骨采用髓内定位法，截骨时保持外翻外旋；胫骨平台截骨采用髓外定位法，保持截骨面后倾。

③假体植入：安置假体模板，测试开槽后安装股骨、胫骨假体，保证膝关节外翻，能完全伸膝，稳定。调整膝关节屈伸张力，根据术前有无内翻畸形松解内侧软组织及内侧副韧带，保证软组织平衡。安装固定股骨及胫骨假体，膝外侧放置引流后逐层缝合切口。

（2）手术入路

TKA的成功不仅需要正确选择患者，采用优良合适的假体，合理选择皮下进入关节囊的手术入路也至关重要。内侧髌骨旁支持带入路是TKA标准的支持带入路。为减少髌骨关节并发症和促进术后股四头肌的功能康复，也有学者介绍股肌下入路（Southern入路）和经股内侧肌入路。术中尽量避免皮神经损伤，防止术后局部皮肤麻木，而关节支应尽可能切除，以降低术后髌骨关节疼痛并发症的发生率。

3.膝关节区域感觉神经分布

膝关节前部的感觉运动主要由股神经（$L_{2\sim4}$）肌支、闭孔神经（$L_{2\sim4}$）前支及隐神经支配，后部主要由坐骨神经（$L_{4\sim5}$，$S_{1\sim3}$）及胫神经（$L_{4\sim5}$，$S_{1\sim3}$）、腓总神经（$L_{4\sim5}$，$S_{1\sim3}$）、闭孔神经（$L_{2\sim4}$）后支配。

膝关节区域神经分布可分为浅层和深层。浅层：前部为股中间皮神经分布，后部为股后皮神经分布。深层：外侧由腓总神经呈网状密集分布；上内侧主要为隐神经分布区；下内侧为隐神经和胫神经分布；胫神经同时分支支配关节内部；偶见闭孔神经参与膝后神经支配。

4.术前检查与准备

本例患者在TKA术前，除行常规术前检查（如心电图、血常规、电解质、尿液分析）和准备外，尚需行如下检查及准备。

（1）心脏功能检查与评估

①哪些心肌组织处于缺血的危险之中。

②何种应激程度会诱发心肌缺血。

③当前心功能是否处于最佳状态。

术前常规的无创检查包括12导联心电图、超声心动图，必要时可行冠状动脉

CT检查。冠状动脉造影虽是冠心病诊断的"金标准"，但不作为术前常规检查。

如患者术前心脏处于不稳定状态，包括：①不稳定冠脉综合征。②失代偿心力衰竭。③严重的心律失常。④严重的心脏瓣膜病变，即为高危心脏病变，需与心脏内科会诊后共同决策。本例患者的心脏状况稳定。

（2）心脏起搏器术前检查与准备

本例患者放置了心脏起搏器，术前必须明确以下3点。

①患者安装的是何种起搏器，放置原因及使用时间。

②目前是否为起搏器依赖状态。

③心脏超声检查左心房是否有附壁血栓。

（3）深静脉血栓术前检查与预防

TKA术后深静脉血栓（DVT）发生率高达30.8%～58.2%，术前应了解患者是否合并存在围手术期发生DVT的高危因素，如高龄、肥胖、吸烟、卒中、肾病综合征、长期制动、血栓栓塞史、充血性心脏病、股静脉内置管、口服雌激素、肠炎、静脉曲张、高度紧张、糖尿病及冠心病等。术前应行双下肢深静脉彩色多普勒超声检查，以筛查术前下肢深静脉血栓形成的患者。

对于DVT的高危患者，术前应预防性使用低分子肝素、弹力袜或空气压力泵等预防措施。

（4）常规口服药物在术前的调整

缬沙坦是血管紧张素Ⅱ受体拮抗剂，术前24h停药。如诱导时发生低血压，建议使用血管升压素或去甲肾上腺素逆转。

螺内酯属于利尿剂，是醛固酮的竞争性抑制剂，术日停药。

美托洛尔是β_1肾上腺素受体阻滞剂，可服用至术日晨。

氯吡格雷是一种血小板聚集阻滞剂，择期手术前，需停药5～7d，使用血小板膜糖蛋白（GP）Ⅱb/Ⅲa受体阻断剂（替罗非班），或低分子肝素做桥接治疗，如依诺肝素40mg，q12h皮下注射。术前最后一次注射应仅给予半量，且在术前24h进行。

5.手术麻醉方式的选择

TKA的麻醉方式可选择全身麻醉、椎管内麻醉（腰麻或硬膜外阻滞）或神经阻滞。

气管内插管全身麻醉，适合多数患者。本例患者合并心脏病，围手术期生理影响相对大，术后镇痛不完善，不利于早期功能锻炼。

腰段硬膜外阻滞可胜任手术麻醉要求，应注意术中低血压的发生率较全身麻醉高。如选择硬膜外阻滞，必须符合椎管内操作常规，尤其是患者除凝血功能，是否正在或将要使用抗凝药物，并严格参照使用抗凝或抗血小板药物治疗患者的椎管内操作规范执行（见表5-1）。本例患者术后将及早恢复抗凝治疗，并且腰段硬膜外阻滞对心脏无保护作用，同时术后镇痛还需严密注意硬膜外血肿的风险，效益/风险低。

表5-1　抗凝或抗血小板药物治疗患者的椎管内操作规范

抗凝药物	穿刺或拔管前须停药时间	穿刺或拔管后需停药时间	监测和预警
普通肝素（静脉）	2～4h，或APTT在正常范围内；使用＞5d应监测血小板计数	操作无创伤，1～2h；有创伤，6～12h	APTT，anti-Xa/IIa，ACT
预防剂量低分子肝素，依诺肝素（calparine）qd	12h	≥2～4h；穿刺针尖有创伤需24h	anti-Xa
治疗剂量低分子肝素，依诺肝素（calparine）q12h	24h	≥2～4h；穿刺针尖有创伤需24h	anti-Xa
阿司匹林	无	无限制	
华法林	INR≤1.5，4～5d	INR＜1.5	INR
氯吡格雷	5～7d	≥2h	
噻氯匹定	14d	≥2h	
依替非巴肽/替罗非班	8h	≥2h	
阿昔单抗（abciximab）	48h	≥2h	
比伐卢定（bivalirudine）	不推荐	不推荐	APTT
阿加曲班（argatroban）	不推荐	不推荐	APTT
达比加群（dabigatran）	4～5d	6h	APTT

续表

抗凝药物	穿刺或拔管前须停药时间	穿刺或拔管后需停药时间	监测和预警
磺达肝素 （fondaparinux）	3～4d	≥12h	anti-Xa
利伐沙班 （rivaroxaban）	3d	6h	anti-Xa，PT
阿哌沙班（apixaban）	3～5d	6h	anti-Xa，PT

注：该表摘自2010年美国区域麻醉与疼痛医学协会《抗凝或抗血小板治疗患者实施区域麻醉》，APTT=活化部分凝血活酶时间；PT=凝血酶原时间；ACT=活化凝血时间；INR=国际标准化比值；Anti-Xa=抗Xa因子；qd=每日1次；q12h=每12小时1次。

腰麻阻滞平面达到T_{10}，可以满足手术的镇痛需求且能良好地阻断止血带反应，亦不影响术后预防性药物抗凝治疗。为了减少腰麻后低血压的发生，同时增加患者的舒适度，加速术后下肢活动的恢复，可选择单侧腰麻。鞘内给予不含防腐剂的阿片类药能延长术后镇痛时间，但可能增加尿潴留、瘙痒的发生率。

腰丛阻滞联合坐骨神经阻滞（骶旁或Labat点），能满足手术需求，但应注意局麻药浓度和总量，避免局麻药过量。对于有糖尿病周围神经病变、脊髓病史或椎管狭窄等患者，应慎行神经阻滞。TKA可能并发腓总神经损伤，行坐骨神经阻滞前，应征询外科医生，如外科医生顾虑较大时应避免行坐骨神经阻滞。

股神经、闭孔神经阻滞或甲坐骨神经阻滞，复合喉罩麻醉，对生理影响小，苏醒迅速，术后镇痛满意，可用于高龄、心肺功能不全等患者。

选择何种麻醉方式，需根据患者的个体情况权衡利弊。无依据表明区域麻醉或全身麻醉对患者的远期预后更有利。

（二）术中管理

1.术中监测

常规监测心电图、血压、SpO_2、呼气末CO_2分压和体温。本例患者合并冠心病，Ⅱ导联与V_5导联心电图是监测围手术期心肌缺血最简单易行的方法。必要时行经食管超声心动图（TEE）检查。冠心病及起搏器植入患者常规监测有创动脉血压，并可监测血气分析。初次TKA预期手术时间在60～90min，麻醉时间约为

2h，术中出血＜200mL，可步行中心静脉置管及留置导尿管等有创操作。

2.如何实施外周神经阻滞复合喉罩麻醉

可先在超声引导下行股神经阻滞（0.375％罗哌卡因20mL）、闭孔神经阻滞（前支与后支0.375％罗哌卡因各5mL）及坐骨神经阻滞（0.375％罗哌卡因20mL），联合喉罩麻醉。本例患者为老年心脏病患者，可考虑采用静吸复合诱导，静注丙泊酚1mg/kg后，吸入6％七氟醚，新鲜气体流量8L，待下颌松弛后置入喉罩。术中吸入七氟醚，维持呼气末MAC值0.7。必要时分次静注芬太尼10～20μg或舒芬太尼3～5μg，以保留自主呼吸，维持呼吸频率在10～16次/分。

3.术中麻醉管理要点

该患者合并冠心病，术中维持氧供需平衡至关重要，措施包括：控制心室率在50～70次/分；维持适当的容量负荷；确保血红蛋白含量在80g/L以上；保持血压平稳，血压波动控制在基础值±20％范围内。其他术中管理要点以下。

（1）避免低氧血症和二氧化碳潴留或过度通气。

（2）为减少手术失血量，可在切皮前静注氨甲环酸1g，缝合切口时追加1g。

（3）及时纠正电解质和酸碱紊乱。

（4）采取保温措施以保持体温正常或≥36℃。

（5）非术侧下肢穿弹力袜或术中使用空气压力抗栓泵。

（6）避免心脏处于电刀回路内，电极板贴于非术侧下肢。

（7）注意骨水泥植入综合征（BCIS）发生的可能性。

4.起搏器的术中管理

起搏器植入的患者，术中需关闭监护仪的呼吸监控功能；如为除颤型起搏器，术前需关闭起搏器的除颤和复律功能。

对于起搏器依赖的患者，术中应注意以下事项：

（1）严密监测心电图，尤其是在使用电刀电凝时，及时发现起搏器功能异常。

（2）尽量缩短高频电刀电凝使用时间以避免电磁干扰；宜使用双极电凝，但其功率较低，适用于小出血点电凝；如需使用单极电凝，应避免起搏器位于电凝顶端与接地线的回路内，并且接地线远离起搏器（＞16cm），使电流影响降至最低，TKA时将电极板贴于非术侧下肢即可；如怀疑电磁干扰导致起搏功能异常，应要求术者暂停操作，在起搏器上放置磁铁使其失去感知功能，按固定频率起搏。

（3）一旦发生恶性室性心律失常，应及时通过体外除颤贴片进行体外除颤，尽量使用最低输出功率；如为植入式心律转复除颤器（ICD），建议移除磁铁，恢复ICD功能。

（4）震颤、发抖及大潮气量等可能引起肌电干扰和电磁干扰，应尽量避免。

（三）术后管理

1.术后镇痛方案

TKA术后功能锻炼极其重要，占总工作量的50%，手术本身仅占50%。只有完善的术后镇痛才能确保良好的功能锻炼。TKA术后镇痛原则是以区域麻醉为基础的多模式镇痛。

TKA术后镇痛可选择以下方案之一。

（1）外周神经阻滞

①股神经阻滞（femoral nerve block，FNB）：是目前TKA术后多模式镇痛的基准。超声引导下单次FNB给予0.25%罗哌卡因20mL，入行股神经置管可实施连续FNB，以0.2%罗哌卡因5mL/h维持。无论是单次或连续FNB，均有确切镇痛效果，能减少围手术期并发症，缩短住院时间，增加患者满意度。连续FNB相较于单次FNB，在术后24h后，活动时疼痛评分更低，阿片药用量更少，更利于早期功能锻炼。

仅使用FNB并不能提供完整的膝关节镇痛，有研究显示联合单次坐骨神经阻滞（sciatic nerve block，SNB）（0.25%罗哌卡因20~30mL），可加强连续FNB在术后8h内的镇痛效果；连续FNB联合连续SNB，则镇痛优势可延续至术后48h。腓总神经关节支部分作用于膝前外侧和外侧，因此远端腘窝进路SNB也可增强FNB镇痛效果，而且该进路相较于近端进路更简单易行，患者更易耐受。

常规联合SNB尚存顾虑：a.影响正常坐骨神经运动功能，导致术后即刻判断手术引起的腓总神经损伤有困难。b.对坐骨神经运动功能的阻滞影响术后早期康复锻炼。故行SNB前，应征询外科医生，如外科医生顾虑腓总神经损伤可能性较大时应避免使用，或在术后神经功能评估后再行SNB。

如行双侧膝关节同时置换术，为防止局麻药中毒，可仅同时行单次双侧股神经阻滞镇痛，而不联合其他部位神经阻滞。

②收肌管阻滞：是将股神经阻滞向远端终末感觉支隐神经移动，尽可能减少局麻药对股四头肌肌力的影响，镇痛效果与FNB相似。

（2）硬膜外镇痛

硬膜外镇痛作为硬膜外麻醉的延续，镇痛效果确切，但常会双下肢阻滞，并且合并低血压的发生率较高。如局麻药联合阿片类药物镇痛尚有尿潴留、瘙痒等问题。术后常规使用预防性抗凝治疗的患者，硬膜外阻滞对于DVT的预防作用较全麻术后并无优势。随着超声应用的普及，硬膜外镇痛已逐渐被外周神经阻滞所取代。

（3）局部浸润镇痛

局部浸润镇痛是应用100～150mL局麻药混合液（罗哌卡因0.2%，酮咯酸0mg，肾上腺素2.5μg/mL），于手术开始时在手术切口处予20mL皮内浸润，术中骨水泥注入前予50mL浸润切口旁关节囊后方，包括股中间肌、股外侧肌和外侧副韧带处，术毕予30mL关节囊内注射，以达到术后镇痛的目的。混合液也可加入阿片类药或激素等加强镇痛效果。有研究显示术后24h内，连续FNB与局部浸润镇痛（local infiltration analgesia，LIA）比较，静息疼痛程度、阿片药用量相似，但活动时连续FNB优于LIA。LIA相较于外周神经阻滞无相应的运动功能影响，并且操作简便，无须额外工具。

目前关于TKA的各种镇痛方式仍在不断更新中，但其原则仍是在区域麻醉的基础上，使用静脉阿片类药物患者自控镇痛（patient-controlled analgesia），除患者有禁忌外，均应联合应用非甾体类抗炎药如选择性COX-2抑制剂，或对乙酰氨基酚，能很好地改善患者术后疼痛评分，有助于术后康复锻炼，并减少阿片类药物用量，降低与之相关的不良反应。

本例患者为冠心病冠脉支架术后，不宜长期使用NSAIDs，并且术前口服羟考酮10mg/d达3个月以上，因此该患者术后镇痛应实施以周围神经阻滞为主，配合阿片类药物PCA，并联合应用对乙酰氨基酚的多模式镇痛方案。常用阿片类药物的等效剂量换算如表5-2所示。

表5-2　阿片类药物等效剂量换算表

药物	非胃肠给药	口服	等效剂量
吗啡	10mg	30mg	非胃肠道：口服=1∶3
羟考酮		10mg	吗啡（口服）∶羟考酮（口服）=1.5～2∶1
芬太尼透皮贴剂	25μg/h	—	q72h=1/2×口服吗啡mg/d

2.患者术后第1天下床出现术侧足下垂的原因

可能为腓总神经麻痹，这是TKA术后少见但十分严重的并发症之一，发生率为0.3%～4%。腓总神经损伤的实际发生率可能更高，但由于症状不典型而被忽略。

一项1988—2007年的TKA术后周围神经损伤的研究显示，虽然这20年周围神经阻滞急速增加，但周围神经损伤总体发生率（0.79%）并未随之增多。可见，区域麻醉并不增加TKA术后周围神经损伤的风险。

因坐骨神经阻滞会延误腓总神经损伤的诊断，故术前有膝关节外翻畸形或屈曲挛缩畸形、周围神经病变、椎管狭窄或脊柱手术史等患者，不建议行坐骨神经阻滞。

二、护理措施

膝关节是全身最大的关节之一，由股骨、胫骨和髌骨构成，它是人体的承重关节，也是最易损伤的关节之一。膝关节是全身发病率最高的关节，膝关节疼痛不仅涉及关节内的各种病损，也常因各种关节外因素引起。膝关节产生的症状往往不具有特异性，如疼痛、打软腿、关节交锁等症状，既可以因为交叉韧带、半月板损伤引起，也可以因为髌骨关节异常、关节软骨病变引起，甚至可能因为异常增生滑膜的嵌顿而引起。膝关节病主要包括：骨性关节炎、滑膜炎、髌骨软化、半月板损伤等。

（一）适应证

较严重的膝关节骨性关节炎，合并有胫骨面、股骨面、髌骨的退行性改变。

（二）体位

仰卧位。

（三）切口

膝关节前正中切口。

（四）用物准备

1.基本用物

关节置换手术器械包、骨刀、骨凿包、脸盆包、无影灯灯柄。

2.一次性用物

20号刀片、10号刀片、11号刀片、2-0带针慕丝线、0号吸收线、2-0吸收线、3-0可吸收线、医用手术薄膜45cm×45cm和30cm×20cm、孔被、吸引管、无菌纱布垫、无菌手套（每人两双）、电刀笔、电刀笔清洁片、骨蜡。

3.特殊用物

人工全膝关节手术专用器械、人工全膝关节假体、高压脉冲枪、引流装置、骨水泥。

（五）步骤与配合

（1）患肢上止血带，术后贴手术薄膜。递手术薄膜、干纱垫一块协助贴膜，驱血带驱血，或屈曲膝关节驱血，止血带充气。

（2）递2块无菌纱布垫置于切口两侧，10号刀片、有齿镊，自髌骨上4cm处沿正中线向下延伸至胫骨结节处切开皮肤，切开皮肤后换20号刀片，递电刀笔、弯血管钳切开皮下组织，递皮肤拉钩显露膝关节前侧及股四头肌肌腱。

（3）切开关节囊，暴露膝关节。递20号刀片切开股四头肌肌腱，然后沿髌骨内侧缘弧形切开关节囊，再向下沿髌腱内缘切开，切开内侧支持带、关节囊以及滑膜。递可可钳、电刀笔、骨膜剥离器分离胫骨上端内侧膜，将髌骨向外翻转，屈膝90°，递可可钳、半月板软骨钳、电刀笔去除增生的滑膜组织、脂肪垫、半月板、前后交叉韧带，递Hoffman拉钩充分暴露关节。递咬骨钳、骨锤、窄骨刀去除骨赘。

（4）股骨远端截骨：屈膝90°，标识通髁线及Witeside线，确定股骨开髓点。

①递电钻在股骨髁间前交叉韧带起点外上5mm处钻孔开髓。

②选择合适的外翻模块（根据力线的测量结果可设定外翻度数），将髓腔杆及外翻角支架插入股骨髓腔内。调整外翻角支架位置后，递骨锤将固定钉打入股骨远端。组装股骨远端截骨模块，递电钻及两颗固定钉固定远端截骨模块。

③移除髓腔杆，递滑锤拔除外翻角支架。

④递截骨面试模片（镰刀片）确认后，递摆锯进行股骨远端截骨。

⑤取下股骨远端截骨模块。

（5）胫骨平台截骨。

①屈曲膝关节90°，暴露胫骨平台，内外侧各放一把Hoffman拉钩，保护内侧副韧带和伸膝装置。递一把拉钩放置到后方，以保护后方的神经、血管等组织。递咬骨钳清除前内侧骨赘。

②将胫骨截骨模块和胫骨截骨测深器套在胫骨髓外定位器械上，定位后递骨锤敲击固定。调整测深器的位置，递3颗固定钉固定胫骨截骨模块。

③递通用滑锤除去胫骨外力线导向器、抱踝器、测深器，保留胫骨截骨模块，递摆锯行胫骨平台截骨。

④递可可钳、电刀笔、骨刀、骨锤、咬骨钳去除胫骨平台周边的骨赘。

（6）伸直间隙评估与平衡：将下肢伸直，选择合适厚度的间隙评估块置于两个截骨平面之间，测试膝关节伸直位间隙，在间隙评估块上置力线杆再次确认截骨后力线是否良好。

（7）测量股骨型号及外旋。放置抱髁器测量股骨髁大小，确认抱髁器完全接触股骨远端及双侧后髁。确定股骨假体尺寸，旋转股骨外旋设定旋钮来调节相应的外旋角度（可调节范围为0°～6°），递电钻及两颗固定骨钉固定抱髁器。

（8）股骨远端四合一截骨。

①取下抱髁器，选择合适的四合一截骨模块，递电钻及3颗骨固定钉将截骨模块固定到股骨远端，送截骨面试模片确定截骨量，递Hoffman拉钩保护内侧副韧带，按顺序做股骨后髁、后方斜面、前方、前方斜面进行截骨。

②将其中一块三角形松质骨用湿盐水纱垫保存，咬骨钳修整后备股骨髓腔填塞用，递通用打拔滑锤拔除四合一截骨模块。

（9）清除股骨髁后方骨赘：递后髁撑开器、弧形骨刀、骨锤、咬骨钳清除后髁骨赘，可可钳、电刀笔松解后方关节囊。

（10）测试膝关节屈曲位间隙。

（11）试模复位膝关节。

（12）胫骨准备。

①选择能正好覆盖胫骨平台尺寸的胫骨试模放在胫骨平台截骨面上，安放力线手柄测试后，递骨锤、短固定钉2颗固定胫骨平台试模。

②送电钻钻孔处理胫骨髓腔。

③送大小合适的胫骨开槽器及通用滑锤，通过胫骨试模上的导向槽进行击打冲压，为胫骨假体上的翼状柱准备相应空间。

（13）股骨髁间截骨：安放合适的髁间截骨导向器，选择相应的髁间窝器械进行股骨髁间截骨与塑形。

（14）再次试模复位膝关节。

①按照选择的股骨大小先打入相应大小的股骨假体试模。

②将胫骨试模衬垫置于模上，屈膝关节。

（15）髌骨准备：咬除髌骨周围滑膜及骨赘，根据髌骨情况决定是否行髌骨置换。膝关节稍屈曲，递咬骨钳咬除髌骨周围滑膜及骨赘，递髌骨厚度测量器测量髌骨大小、厚度，递安装好髌骨锯片的电锯截骨，递髌骨试量器测量截骨后髌骨的厚度，递髌骨钻孔导向器置于已截骨的髌骨面上，递装有髌骨钻头的电钻钻孔，安装合适的髌骨试模测试。

（16）伸直膝关节，检查各种试模是否合适。

（17）冲洗关节腔：去除股骨试模、胫骨平台试模、髌骨试模，整理术野周围器械、物品。巡回护士准备3000mL无菌生理盐水，连接高压脉冲器，彻底冲洗关节腔，将保存的三角条形骨松质修整后植入股骨髁间中心孔内。

（18）安放假体：将骨水泥及所需假体打开放在台上备用，递干纱布垫擦拭骨面。将胫骨假体及股骨假体分别安装在胫骨、股骨假体置入器上。器械护士开始调配骨水泥，巡回护士按下计时器记录时间，将调配好的骨水泥涂抹于胫骨、股骨髁假体内面。

①将骨水泥涂抹于胫骨平台截骨面，安放胫骨平台假体，递胫骨击入器、骨锤击打，至完全进入。

②递神经剥离子、中弯钳清除假体周边多余骨水泥。

③将骨水泥涂抹于股骨截骨面，安放股骨假体，调整位置至完全匹配，递骨锤击打股骨假体置入器。

④去除股骨植入器，递神经剥离子、中弯钳清除多余骨水泥，对股骨击入器、骨锤再次击打，至股骨假体紧密贴合股骨髁。

⑤安装胫骨平台内衬假体：递胫骨衬垫、击入器，递骨锤击入。

⑥将髌骨假体安放在涂有骨水泥的髌骨截骨面上并固定，送神经剥离子、中弯钳清除多余骨水泥。

⑦假体安装完毕，伸直膝关节，待骨水泥发热凝固。保存多余骨水泥，以便术者掌握骨水泥凝固时间，尽量让骨水泥自然凝固，避免揉捏。

（19）冲洗关节腔，彻底止血，放置引流。

骨水泥凝固后，递高压脉冲枪彻底冲洗关节，吸引器头吸净，放松止血带，递电刀笔、有齿镊、干纱布垫止血，备骨蜡及吸收性明胶海绵止血。

（20）处理伤口。

①器械护士、巡回护士共同清点器械、缝针、敷料无误后，视情况放置引流管，聚维酮碘棉球擦拭皮肤，11号刀于皮肤切小口，递引流管2根，2-0带针慕丝线缝合固定。

②0号、2-0号可吸收线依次逐层缝合关节囊、皮下组织，再次清点器械、缝针、敷料无误后，3-0可吸收线皮内缝合皮肤。

③皮肤缝合后，器械护士再次清点器械、缝针、敷料无误后，递两块剪有开衩的纱布分别垫于引流管处，递打开的纱布若干、大棉垫两块覆盖切口，腘窝处垫一块大棉垫，纱布绷带1卷包扎膝关节，弹力绷带2卷从踝关节处开始加压包扎。

（六）护理要点

（1）注意无菌技术，器械的操作，保障输液、输血通畅及保暖措施。

（2）止血带的使用注意点：

①根据患者年龄及肢体的周径、组织厚度选择合适宽度的止血带。

②止血带绑扎的部位在大腿上1/3部位。

③衬垫保持平整防止因衬垫皱褶引起张力性水疱。

④绑扎止血带时要注意松紧度，留有一横指的弹性空间，以保障止血效果。

⑤设定合适的压力与时间。控制压力≤50kPa（375mmHg），控制时间≤1.5h，超过时间应放松10～15min，以免组织缺血时间过长。若需继续使用，可放气恢复肢体血流10～15min再重新充气。

⑥放松止血带之前，适当加速输血补液的速度，两个肢体同时使用止血带时，不可同时放松。

第四节　人工股骨头置换术

下面以人工股骨头置换术为例阐述手术麻醉与护理措施。病历摘要：患者，男，83岁，体重53kg，在家不慎摔倒致右髋部疼痛5h而入院。有糖尿病、高血压和脑梗死病史，现每日服用格列齐特（达美康），80mg，qd，缬沙坦（代文），80mg，qd，比索洛尔（康忻），2.5mg，qd，氯吡格雷（波立维），75mg，qd。入院体检：神志清楚，体温36.8℃，脉搏84次/分，呼吸14次/分，血压138mmHg/80mmHg。ECG检查：ST-T改变。空腹血糖9.6mmol/L。血气分析：pH7.45，$PaO_2$56mmHg，$PaCO_2$29mmHg。心脏超声检查：左室前壁中段、前间隔心尖段、心尖各节段室壁运动明显减弱，左心房扩大，左室收缩功能减退，心包微量液体，射血分数（EF）40%。骨盆X线检查：右股骨颈骨折。拟行"右人工股骨头置换术"。

一、手术麻醉

（一）术前评估与准备

临床上，任何年龄段人群都可发生髋部骨折，但以老年患者最常见，并且随年龄增加其发生率显著增加。其发生率与两大主要因素相关，即跌倒风险性及骨质疏松程度，而这两大因素都与高龄相关。全球髋部骨折患者中大约30%来自亚洲人群，特别是中国人群。尽管近年来，在欧美老年髋部骨折的发生率有下降趋势，但是在亚洲，发生髋部骨折的老年患者却在增加，其发生率与经济发展和人口老龄化的程度成正比。预计在未来的40~50年，全球每年将有超过700万患者发生髋部骨折。到2050年，将有1/2的髋部骨折发生在亚洲，随之而来的经济负担也显著增长。北京的一项流行病学调查显示，2002—2006年间70岁以上女性髋部骨折患者较之1990—1992年间增加3.37倍，男性患者增加了2.01倍；2002—2006年50岁以上患者的髋部骨折发生率，女性增长了58%，男性增长了49%。上海市第六人民医院2012—2016年间60岁以上髋部骨折手术患者（6766例）是2007—2011年间（3332例）的2.03倍。髋部骨折将成为老年群体最常见的创伤之一。国际骨质疏松基金会也在关注髋部骨折的发生率及医疗、社会负担，并将髋部骨折视作研究骨质疏松世界性负担的有用工具。

髋部骨折患者的病死率与年龄、美国麻醉医师协会（ASA）分级、是否延迟手术、是否发生肺栓塞、有无急性肾功能不全、手术方式、麻醉方式有关。一项Meta分析（也叫荟萃分析）指出：老年髋部骨折患者在骨折后3个月的病死率升高5~8倍。国际骨质疏松基金会的研究显示：在瑞典，50~81岁女性髋部骨折患者，平均5年病死率为40%，远高于该年龄段随机选择的女性人群的13%；在骨折后最初的6个月病死率最高，并且在6年内其病死率都高于相同年龄段的一般人群。在有并发症的患者中，有研究显示平均年龄（76.1±10.4）岁的糖尿病患者髋部骨折后1年的病死率为32%，而非糖尿病患者骨折后1年的病死率为12.7%。另有研究发现严重慢性阻塞性肺病患者髋部骨折后1年病死率高达40.2%，远高于非慢性阻塞性肺病患者的28.8%；并且近期吸烟、全身麻醉、延迟手术被认为是高病死率的危险因素。

老年患者自身往往已存在多种基础疾病，伤后或术后长期卧床则可能进一步导致坠积性肺炎、深静脉血栓、尿路感染和压疮等严重并发症。因此，髋部骨折后及时正确地处理是降低残疾及病死率的关键。目前认为，髋部骨折的治疗目的是使患者尽可能恢复到伤前的功能水平，尽可能提高其生活质量。而对于条件允许的患者而言，手术无疑是最好的治疗方法。现今非常强调尽早进行手术以固定骨折端，最好在48h内完成，这样麻醉前准备的时间相对较少，故麻醉医师的临床技能和麻醉方式的选择就显得非常重要。Karaca等回顾了257例髋部骨折接受手术的患者，分别采用了全身麻醉、椎管内麻醉及周围神经阻滞，发现接受全身麻醉的患者1年病死率最高，达到41.7％。而接受椎管内麻醉和周围神经阻滞的患者1年病死率相近，分别为22％和28.3％。但接受周围神经阻滞患者ASA评分最高，接受椎管内麻醉的患者年纪最轻，经过统计学校正得出结论：周围神经阻滞是降低病死率的独立因素。

1.髋部骨折类型与手术方式

髋部骨折的类型包括股骨颈骨折、股骨转子间骨折、股骨粗隆下骨折和股骨头骨折。手术方式包括：空心钉内固定、髓内钉内固定、钢板内固定、外固定支架、人工股骨头置换和全髋关节置换。

（1）股骨颈骨折：约占髋部骨折的54％。股骨颈骨折分型系统多样，目前临床上最为常用的为Garden分型，该分型对于指导治疗及判断预后都具有一定的作用。

Ⅰ型：骨折没有通过整个股骨颈，股骨颈有部分骨质连接，骨折无移位，近折端保持一定血运，这种骨折容易愈合。

Ⅱ型：完全骨折无移位，股骨颈虽然完全断裂，但对位良好。如系股骨头下骨折，仍有可能愈合，但股骨头坏死变形常有发生。如为股骨颈中部或基底骨折，骨折容易愈合，股骨头血运良好。

Ⅲ型：为部分移位骨折，股骨颈完全骨折，并有部分移位。

Ⅳ型：股骨颈骨折完全移位，两侧的骨折端完全分离，关节囊及滑膜有严重损伤，经关节囊和滑膜供给股骨头的血管也容易损伤，易造成股骨头缺血坏死。

对于移位的股骨颈骨折，手术无疑是促进早期康复、提高最终治疗效果的重要方法。但手术的选择仍需根据患者年龄、功能要求等具体情况而定。首先应考虑的一大因素为年龄，对于较年轻患者，即使为股骨颈不全骨折或嵌插骨折（GardenⅠ型），亦应及早采用空心钉内固定，一旦骨折愈合，其获得疗效最为理想。

而对于年龄超过65岁的股骨颈骨折患者，采用人工关节置换术具有一定的优势。首先，患者术后早期可进行功能锻炼及保护不负重，有效降低相关并发症发生率及病死率；其次，可避免骨不愈合及股骨头坏死等问题的出现。一般认为，关节置换的绝对适应证包括如下内容。

①无法满足复位或牢固固定的骨折。

②骨折术后内固定失效。

③已存在髋关节病变者。

④恶性肿瘤或病理性骨折。

⑤陈旧性股骨颈骨折，尤其是已发生股骨头塌陷坏死征象者。

⑥股骨颈骨折合并髋关节完全脱位。

⑦无法耐受再次手术者。

人工关节置换术有两种。一种是人工股骨头置换术。该技术短期效果（3~5年）良好，主要适用于高龄、一般情况较差、活动能力低下或预期寿命较短的患者，以减轻疼痛，促进患者早期功能康复，提高生活质量。而对于身体情况及活动能力较好、预期寿命仍较长的患者，则建议采用全髋关节置换术。全髋关节置换创伤大，时间长，出血多。

（2）股骨转子间骨折：约占髋部骨折的35.7%。股骨转子间骨折（又称股骨粗隆间骨折）为一类关节外骨折，并且90%以上为65岁以上老年患者，与股骨颈骨折相比，股骨转子间骨折因局部血供破坏较少，内固定术后很少出现骨不愈合或股骨头坏死。

股骨转子间骨折亦有多种分型系统，但临床上主要采用AO分型、Evans分型和Tronzo-Evans分型。以AO分型为例，将转子间骨折大致分为经转子间骨折简单型、粉碎型和反转子间骨折，并根据其粉碎程度，分为多个亚型。

对于急诊明确诊断为股骨转子间骨折的患者，应及时采用胫骨结节牵引，有助于术中复位。老年患者保守治疗致残率和病死率很高，因此，只要患者可耐受手术，目前仍建议手术治疗。应根据患者一般情况、骨折类型、粉碎程度及功能要求等选择个体化治疗方案。

外固定支架多适用于无法耐受内固定手术的高龄患者，其创伤小、手术时间短、对骨折端周围血运破坏小，但是仍存在钉道感染、松动等问题。而多枚空心钉固定方式适用于稳定性骨折且患者高龄、身体状况差而无法耐受长时间手术者。近年来，随着髓内固定系统的发展及普及，采用髓内钉固定治疗股骨转子间骨折已成为目前临床的主流方向。采用人工关节置换治疗股骨转子间骨折目前仍存在争议。有学者认为，对于预期寿命有限、急需早期下地、粉碎性不稳定型骨折、内固定失败者，可考虑人工关节置换。

（3）股骨粗隆下骨折：占髋部骨折的10%~34%。股骨粗隆下骨折是指自股骨小粗隆至股骨干中段与近端交界处，即骨髓腔最狭窄处之间部位的骨折。其年龄分布有两组：20～40岁及60岁以上。年轻组骨折多由高能量损伤造成，常合并其他骨折和损伤。老年组骨折多由低能量创伤所致。由于股骨粗隆下生理应力分布的特点，手术治疗有较高的骨折不愈合及内固定物失败率。骨折发生后，在肌肉的牵拉下，股骨干发生短缩、外旋畸形，股骨头和股骨颈外展、后倾。因此，股骨粗隆下骨折的治疗目的是要恢复股骨干的内收短缩、外旋，纠正股骨头颈外展及后倾外旋，恢复髋关节内收肌的张力，从而恢复髋关节功能。

股骨粗隆下骨折的分型有Fieldling分型、Seinsheimer分型和Russell-Taylor分型。

内固定物的选择取决于不同类型的骨折。对于横断或短斜形骨折，常选用加压钢板或传统髓内针。对于长斜形骨折，可考虑应用拉力螺钉向骨折块间加压并加以钢板保护。对于粉碎骨折则应选择髓内固定：如Enders钉或带锁髓内针等。

（4）股骨头骨折：单纯股骨头骨折比较少见，常为髋关节损伤的一部分，例如髋关节后脱位并发股骨头骨折。

当骨折块明显塌陷、移位、嵌入关节间隙、伴脱位而手法复位失败或合并神经损伤时，应即行切开复位。如骨片较小，可予切除。如骨折块较大，应予复位并做螺钉固定。粉碎性骨折难以施行内固定或合并股骨颈骨折时，应考虑膝关节置换术。

2.髋部骨折手术的常用切口与相关皮肤神经分布

髋关节手术常用的切口包括：后外侧途径、前外侧途径和外侧途径。

髋部的神经分布：

（1）臀上神经（L_5，S_1前支）：穿出梨状肌上孔，支配臀中肌、臀小肌、阔筋膜张肌。

（2）臀下神经（$S_{1～2}$前支）：穿出梨状肌下孔，支配臀大肌。

（3）臀上皮神经（$L_{1～3}$后支）：分布于臀后上部皮肤。

（4）臀中皮神经（$S_{1～3}$后支）：在髂后上棘与尾骨间连线的中1/3处穿出深筋膜，分布于臀内侧皮肤。

（5）臀下皮神经（$S_{1～3}$前支）：来自骶丛的股后皮神经，在臀大肌下缘中部穿出，绕臀大肌下缘向上，分布于臀下部皮肤。

（6）髂腹下神经（T_{12}，L_1前支）外侧皮脂（髂支）：分布于臀外上侧的皮肤。

（7）股外侧皮神经（$L_{2\sim3}$前支）：分布于大腿外侧。

（8）股后皮神经（$S_{1\sim3}$前支）：分布于大腿后侧。

3.术前检查

除常规检查及心脏超声检查外，还需超声检查下肢深静脉，明确有无血栓、血栓的位置和大小。如果股静脉以上有大的血栓，应先行下腔静脉滤器放置术或取栓术。糖尿病、高血压和脑梗死也可请相应科室评估。

4.口服药物对麻醉的影响

格列齐特是中效磺脲类降糖药。如术前血糖控制良好，可继续服用至术日晨。如术前血糖控制不佳，宜改用胰岛素控制血糖在11.1mmol/L以下。血糖＞11.1mmol/L会促进糖基化反应，产生异常蛋白，从而降低组织弹性，延缓伤口愈合。

缬沙坦是一种特异性的血管紧张素（AT）Ⅱ受体拮抗剂，可能增加麻醉诱导时低血压的发生，应在手术前24h前停用。

比索洛尔是一种高选择性的β_1肾上腺素受体拮抗剂，可服用至术日晨。对缺血性心脏病、脑血管疾病、肾功能不全、糖尿病等高风险因素的非心脏手术患者，术前应用β受体阻滞剂可降低院内病死率。

氯吡格雷是一种血小板聚集抑制剂，患者行择期手术时，如无特殊，需术前7d停止使用氯吡格雷；如仍需抗凝治疗，可用替罗非班或低分子肝素代替。

5.麻醉选择

气管内插管全身麻醉是目前大多数麻醉医师的首选，但缺点是对生理影响大。该患者高龄，心、肺功能有障碍，术后可能需要呼吸支持，增加并发症风险。此外，术后镇痛可能不完善，术后恢复时间长，不利于功能锻炼。

神经阻滞（腰丛+骶丛）+镇静或浅全麻具有生理影响小、术后不需要呼吸支持、恢复迅速、术后镇痛满意等优点，对于高龄髋部骨折手术患者具有独特的优势。

如术前已停用氯吡格雷7d以上，并且凝血功能正常，也可选用单侧蛛网膜下腔麻醉。

（二）术中管理

（1）术中监测：血压、心电图、SpO2、呼气末CO2分压、体温，必要时放置中心静脉导管、桡动脉置管测压和测定血糖。

（2）如选择单侧腰麻，如何实施？

患肢（手术侧）在上，$L_{3\sim4}$穿刺，用轻比重局麻药，丁哌卡因10mg或罗哌卡因15mg加灭菌注射用水至3mL。注射后维持患肢在上的体位10～15min。

（3）如选择区域神经阻滞复合镇静或喉罩麻醉，如何实施？

可选择神经电刺激或超声引导下实施神经阻滞。可先在超声引导下行腰丛（0.375%～0.5%罗哌卡因25mL）+骶丛阻滞（0.375%～0.5%罗哌卡因15～20mL），然后复合镇静（靶控输入丙泊酚，血浆浓度1.0～2.0μg/mL），或喉罩麻醉吸入七氟醚。如选择复合喉罩麻醉，因该患者为高龄，并且心、肺功能有障碍，可采用静吸复合诱导，先静注丙泊酚1.0～1.5mg/kg，接着吸入5.0%～6.0%七氟醚，新鲜气流量7.0～8.0L，待下颌松弛后（3～4min）置入喉罩，术中七氟醚吸入，维持呼气末MAC值0.7。必要时可分次静注芬太尼10～20μg或舒芬太尼3～5μg。术中保持患者自主呼吸。

（4）假设患者在抬下肢消毒铺巾时，血压突然从120mmHg/70mmHg下降至60mmHg/40mmHg，SpO_2从100%快速下降到75%，如何诊断和处理？

患者可能发生了血栓性肺栓塞，也称肺血栓栓塞症（pulmonary thrombo-embolism，PTE）。外伤卧床后，由于血流缓慢、血管内膜损伤和凝血功能增强，形成下肢深静脉血栓。在变换体位、抬高下肢或下床活动时，血栓脱落，顺静脉回流进入右心，再流入肺循环导致肺血栓栓塞。在非全麻的患者，会突然出现呼吸困难、胸痛、咯血、血压下降甚至休克、意识丧失、心搏骤停等。在全麻气管插管状态下主要表现为三低：血压、SpO_2和$PetCO_2$突然下降，同时血气分析显示低氧血症和高碳酸血症。肺动脉造影或多排螺旋CT检查可确诊，但通常情况下患者病情不允许搬动，可做床旁心超检查。心超检查表现为右心增大，肺动脉高压，有时可在右心内发现血栓。超声发现下肢深静脉血栓有助于诊断。D-二聚体正常对血栓性肺栓塞有排除作用，但其增高并不能确定是肺栓塞。对此例患者，如果没有气管插管，应紧急气管插管纯氧通气；给予升压药物维持循环；皮下注射依诺肝素40mg抗凝，防止血栓增大。因为尚未手术，出血风险相对小，符合PTE溶栓指征（休克或低血压），可进行溶栓治疗。可用重组组织型纤溶酶原激活剂（rt-PA）50mg持续静脉滴注2h。如果发生这种情况，手术应暂停。

（5）如果手术方式选择髋关节置换或髓内钉内固定，在扩大股骨髓腔时出现血压、SpO$_2$和呼气末CO$_2$分压明显下降，应如何诊断和处理？

应考虑发生了脂肪栓塞综合征（fat embolism syndrome，FES）。股骨扩髓时，髓腔内的脂肪滴会从破裂的髓腔静脉进入循环，引起脂肪栓塞综合征。其临床表现差异很大，有的病例来势凶猛，发病急骤，甚至在典型症状出现之前即很快死亡，有的没有明显的临床症状，只是在死后尸检中发现。目前尚无理想的诊断标准。

①脂肪栓塞的临床诊断分为主要标准和次要标准。

a.主要标准：呼吸功能不全、中枢神经症状、皮下出血。

b.次要标准：发热、心动过速、视网膜改变、黄疸、无尿或少尿、血红蛋白下降、血小板计数减少、血沉增快、血中脂肪滴。

存在2项以上主要标准，或有1项主要标准和4项以上次要标准者，便可以诊断FES。

②对症支持治疗：到目前为止，尚无一种能溶解脂肪栓子的药物。对有FES的患者所采取的各种措施，均为对症支持治疗。

a.呼吸支持：轻症者，可鼻导管或面罩给氧，使动脉氧分压维持在70mmHg以上即可。对重症患者应做呼吸机辅助呼吸。

b.维持循环：纠正休克，补充有效循环血容量。

c.减轻脑损害：对有因脑缺氧而昏迷的患者，应做头部降温，最好用冰袋或冰帽，高热患者尤应如此。脱水有利于减轻脑水肿，改善颅内高压状态和脑部的血液循环。有条件的患者可用高压氧治疗。

d.药物治疗。

葡萄糖酐40（低分子葡萄糖酐）：有助于疏通微循环，还可预防和减轻并发的弥散性血管内凝血，但伴有心衰和肺水肿患者应慎用。

肾上腺皮质激素：效果较好，可减轻或消除游离脂肪酸对细胞膜的毒性作用，用量宜大，如氢化可的松1.0～1.5g/d，用2～3d。

白蛋白：由于其和游离脂肪酸结合，使后者毒性作用大大降低。

（6）如果手术方式选择用骨水泥的人工股骨头置换，植入骨水泥时出现血压下降、SpO$_2$降低和频发室性期前收缩，如何诊断及处理？

患者可能发生了骨水泥植入综合征（BCIS）。BCIS为骨水泥植入所引起的一系列临床症状，包括低血压、心律失常、严重低氧血症、肺动脉压（PAP）增高、凝血功能障碍、哮喘发作等，常在植入后3～5min内发生。20世纪70年代早期，全髋置换术中与骨水泥有关的并发症高达33%～100%。90年代以后由于第3代骨水泥技术的应用，目前已减少到4.8%。据报道，股骨头或全髋关节置换术中BCIS导致的病死率为0.6%～1.0%。

①BCIS的发病机制。

a.植入的骨水泥甲基丙烯酸甲酯单体及附和物被吸收入血，引发机体内组胺等物质释放。

b.甲基丙烯酸甲酯单体对心肌有抑制作用。

c.甲基丙烯酸甲酯单体可激活凝血酶原形成凝血酶，诱发弥散性血管内凝血。

d.加压植入的骨水泥将髓腔内的脂肪、空气和骨髓颗粒挤压入血，造成肺栓塞。

e.骨水泥聚合过程中产热，引起血液热损害而导致气栓，同时也可影响凝血系统。处理以对症支持和大剂量激素治疗为主。

②BCIS的预防措施。

a.术中需充分供氧，维持血容量，加强监测，避免使用氧化亚氮。

b.高危因素患者，选用非骨水泥型人工髋关节置换术。

c.必要时，应用小剂量多巴胺或麻黄碱。

d.应用第3代骨水泥技术。

e.股骨远端钻孔减压。

f.置入骨水泥前使用地塞米松、二羟丙茶碱（喘定）气雾剂等进行预防。

（三）术后管理

（1）术后镇痛：建议使用多模式镇痛：单次腰丛＋骶丛阻滞；自控静脉镇痛；非甾体类抗炎药（此患者有心、脑血管疾病，用药时需慎重，并减少剂量）。

该患者已用抗凝药，所以基本上不考虑硬膜外置管镇痛。如果患者已停用氯吡格雷7d以上，选用单侧蛛网膜下腔阻滞，可在注药时加入不含防腐剂的吗啡，镇痛时间可超过24h。

（2）在恢复室，测患者血红蛋白85g/L，心率101次/分，血压126mmHg/74mmHg，该患者如何合理用血？

2000年我国《临床输血技术规范》中规定的输血指征是：血红蛋白含量

（Hb）>100g/L，不必输血；Hb<70g/L应考虑输注浓缩红细胞；Hb为70～100g/L，应根据患者代偿能力、一般情况和病变而定。美国麻醉医师协会对术中和术后失血患者的建议是：Hb<60g/L，特别是急性失血，应输注浓缩红细胞；Hb>100g/L，无须输注红细胞；Hb为60～100g/L，应根据患者是否存在进行性器官缺血、进行性出血、血管内容量不足和氧合不佳等危险因素决定。

本例为高龄患者，合并多种疾病，Hb偏低，血压虽在正常范围，心率已超过100次/分，而且术后切口还会有渗血（特别是全髋置换术后），应考虑输注2IU的浓缩红细胞，以后再根据术后出血情况和Hb检查结果决定后续输血治疗。

（3）患者术后第3天，从大腿后侧根部至足部有放射性疼痛，足背和小腿外侧麻木，踝关节不能背屈的原因。

可能是坐骨神经中的腓总神经损伤。全髋置换术可能发生坐骨神经、股外侧皮神经、股神经和臀下神经等神经损伤，发生率为0.08%～88.3%。其中腓总神经损伤发生的概率最高。主要表现为涉及部位的疼痛、麻木和运动障碍。神经损伤的因素包括手术因素、麻醉因素、患者因素。手术因素有神经的切断撕裂、拉钩对神经的压迫、腿的过度牵拉、术后的血肿压迫等。后路切口易损伤坐骨神经、外侧入路易损伤股外侧皮神经、前路切口易损伤股神经。髋关节发育不良和髋关节翻修的患者神经损伤的发生率显著增加。手术所导致的神经损伤很难恢复，有时需要再次手术探查。麻醉因素主要是神经阻滞时的神经损伤，包括针的直接刺伤、神经内注射和麻醉药物对神经的化学损伤。

神经阻滞造成的神经损伤一般在2个月内恢复。一项研究显示，大鼠坐骨神经内注射盐水、0.2%罗哌卡因、0.75%罗哌卡因和15%福尔马林各0.2mL，前3组无神经损伤症状，最后一组有明显的下肢运动障碍，但67d后恢复。超声、神经刺激仪引导和注射压力监测有助于减少神经内注射。患者因素包括术前已有潜在的神经损伤，如椎间盘对神经根的压迫、糖尿病神经病变等，手术和麻醉可能引发或加重神经损伤。发生神经损伤后，积极和相关科室一起寻找原因，治疗包括手术探查、神经营养支持、镇痛、功能锻炼和理疗等，尽可能促进神经功能恢复。

二、护理措施

髋关节由髋臼和股骨头组成，髋关节是人体最大、关节窝最深的关节，也是最典型、最完善的杵臼关节，它既坚固又灵活。髋臼内仅月状面被覆盖关节软骨，髋臼窝内充满脂肪，又称为Haversian腺，可随关节内压的增减而被挤压或吸入，以维持关节内压的平衡。

（一）适应证

髋关节骨性关节炎所致活动受限；类风湿关节炎，关节强直病变；股骨头无菌性坏死、严重变形；先天性髋脱位或髋臼发育不良。

（二）体位

1.侧卧位

患者取垂直侧卧位，健侧在下，健侧上肢外展置于托手板上，患侧在上，置于托手架上，双上肢外展；头下垫头圈，腋下垫腋垫，靠近腋窝处稍悬空，避免神经血管受压，以不影响上肢下部循环为度；臀下稍垫高，前面耻骨联合、后面骶尾部分别以骨盆体位架挤压可靠固定，固定处需用衬垫保护；健侧下肢稍弯曲，保持身体达到稳定性，保护骨隆突处及受力点，避免皮肤受压损伤。

2.仰卧位

患者仰卧位，耻骨联合平齐手术床折刀位，方便术中通过摇床暴露术野；臀下垫大凝胶垫；健侧上肢外展于托手板上（<90°），以免牵拉损伤臂丛神经，建立静脉通路；患侧上肢悬吊于撑担架上（不影响操作）或用约束带固定于胸前（不影响消毒范围）。

（三）切口

髋关节后外侧切口：以大粗隆为中心做一弧形切口，切口起自髂后上棘外下方约6cm处，沿臀大肌纤维方向至股骨大转子后缘，继转向股骨干方向，向下延伸约5cm。

（四）用物准备

1.基本用物准备

关节置换手术器械包，骨刀、骨凿包，脸盆包，无影灯灯柄。

2.一次性用物

20号刀片、10号刀片、11号刀片、2-0带针慕丝线、0号可吸收缝线、医用手术薄膜45cm×45cm和30cm×20cm、孔被、吸引管、冲洗器、无菌纱布垫、无菌手套（每人两双）、电刀笔、电刀笔清洁片、骨蜡。

3.特殊用物

人工全髋关节置换手术专用器械、人工全髋关节假体、引流装置。

（五）步骤与配合

经髋关节后外侧切口入路。

（1）常规消毒铺单：依次铺好中单、无菌巾、大单后，递医用手术薄膜30cm×20cm粘贴遮盖会阴部的巾单，确保巾单不会因移位而暴露会阴部，再铺一次性孔被，贴医用手术薄膜45cm×45cm保护切口。

（2）切开皮肤皮下：递2块无菌纱布垫置于切口两侧，10号刀片、有齿镊切开皮肤，切开皮肤后更换为20号刀片，递电刀笔、弯血管钳切开或分离皮下组织；递皮肤拉钩牵拉显露切口。

（3）递电刀笔沿皮肤切口切开阔筋膜，递骨衣剥离器沿臀大肌纤维钝性分离臀大肌，电凝止血，钝性分离臀中肌，递小"S"拉钩显露附于股骨转子间窝的髋关节外旋肌群及其表面的脂肪组织，在外旋肌大粗隆后方的止点处外旋肌群，钝性剥离臀小肌和关节囊，递Hoffman拉钩，显露关节囊。

（4）切开关节囊：递电刀切开关节囊。递"S"拉钩、Hoffman拉钩，充分暴露髋关节。

（5）截断股骨颈：屈曲内旋内收髋关节，使之脱位，递摆锯、宽骨刀、骨锤于股骨颈与大转子移行部截断股骨颈。

（6）取出股骨头，暴露并清理髋臼：递取头器取出股骨头，湿盐水纱布包裹保存，以备植骨。递髋臼拉钩显露髋臼。

（7）髋臼置换。

①削磨髋臼，冲洗已削磨好的髋臼。根据术者所需，将髋臼导向锉与手持动力系统连接好，递交术者行削磨。将髋臼锉由小到大依次更换，与动力系统连接好递术者。

②将髋臼杯旋入至髋臼顶部与臼底骨床完全接触：递冲洗球冲洗髋臼，吸

引器抽吸干净，干纱垫拭干髋臼。将髋臼杯假体与连接杆连接，用锤子打入髋臼杯，检查髋臼杯的稳定性。

③清除髋臼边缘的骨赘及软组织，安装聚乙烯臼衬。递圆头咬骨钳，纱布垫接咬下的骨赘及软组织。递纱布垫、弯止血钳将髋臼杯擦干净，将与髋臼杯型号一致的臼衬与相应的打入器连接好递术者，骨锤轻叩臼衬。对骨膜剥离器，刮衬的边缘，以检查固定的衬是否牢固。

（8）股骨假体柄的置换。

①内收内旋患肢，递髋臼拉钩，暴露股骨近端。递开髓器，将开髓器贴近股骨后方骨皮质开口。

②递骨锤将髓腔锉打入髓腔。

③逐渐加大髓腔锉，直至髓腔锉与骨皮质完全接触。

④确定假体柄的型号，戴金属颈领，安装试模头，复位。

⑤再次确认假体型号，取出髓腔锉、金属颈领、试模头，冲洗髓腔，用纱布垫拭干，准备安装假体。

⑥递假体柄（注意保护帽留在柄颈上）、打入器、骨锤，将假体柄打入髓腔后去除柄颈上的保护帽。

⑦递纱布垫将柄颈擦拭干净，递所需的陶瓷或金属头、击头器，骨锤轻击击头器，植入陶瓷或金属头。

（9）复位髋关节，检查关节紧张度和活动范围。

一次性使用冲洗器冲洗伤口，吸引器头吸净，将纱布垫擦干。

（10）根据需要决定是否在关节腔内放置引流管。

递弯止血钳，弯钳夹持聚维酮碘棉球擦拭皮肤，递引流管一根，中弯钳协助置入，2-0带针慕丝线缝扎固定。

（11）处理伤口、清点器械、敷料。

①清点器械、敷料无误后，递长有齿镊、0号可吸收线缝合关节囊；再次清点无误后，可吸收线逐层缝合。

②覆盖切口：递弯钳夹聚维酮碘棉球消毒皮肤，如果放置了引流管，递两块剪有开衩的纱布分别垫于引流管处；手术切口用纱布、纱垫覆盖，引流管接防反流引流袋。

（六）护理要点

（1）无菌技术：术后感染是人工关节置换手术最严重的并发症，应重视消毒灭菌相关工作，预防感染发生。

①手术宜安排在特别洁净的手术间，严格执行手术间管理，控制参观人数及人员流动。

②手术人员戴双层无菌手套，有条件时戴遮盖式手术帽。

③及时、规范使用预防性抗生素。

（2）器械操作技术注意点。

①人工关节置换手术器械太多，采用外来器械，假体种类多，应提前熟悉其功能、用途，提前准备，有序摆放，以便准确配合，缩短手术时间。

②在加深髋臼扩大髓腔时，髋臼锉与髓腔锉的型号应从小到大，至合适为止，切不可递错。

③使用骨水泥时应注意骨水泥调和技术：骨水泥调和前宜冷藏，可延长凝固时间；应注意患者血压情况，做好手术以及假体准备；调和时，操作人员的手及调和器应干净、干燥；骨水泥水和粉混合后，调和时应快速向一个方向搅动。

（3）保障输液、输血通畅：复杂的人工全髋关节置换手术术中出血多，必要时建立两条静脉通路，术中采用"自体血液回收机"回输血液。使用骨水泥时，可能引起血压下降，应遵医嘱调节输液、输血速度。

（4）安放侧卧位时，保护受压部位及骨隆突处皮肤，预防术中压力性损伤及体位并发症。

（5）注意保暖，预防低体温，使用暖风机和输液、输血加温。冲洗液加温，水中监测体温。

第五节 骶尾部骨肿瘤手术

下面以骶尾部骨肿瘤手术为例阐述手术麻醉与护理措施。病历摘要：患者，女，62岁，体重64kg，因骶尾部酸胀、双下肢麻木入院。患者既往有高血压病史，口服硝苯地平控释片（拜新同），30mg，qd，血压控制良好。ECG检查：窦性心动过缓。骶尾部CT及MRI检查：骶尾部脊索瘤。拟行"骶尾部骨肿瘤切除术"。

一、手术麻醉

（一）术前评估与准备

骶尾部骨肿瘤可分为原发性和转移性两大类。原发性骶尾部骨肿瘤占骨肿瘤总数的1%左右，包括良性及原发性恶性肿瘤。发生于骶尾部的良性骨肿瘤占全身良性骨肿瘤的1.1%；发生于骶尾部的恶性骨肿瘤占全身恶性骨肿瘤的3.92%，其中脊索瘤占50%。有国内医院统计了1997—2006年骶尾部骨肿瘤共234例，其中良性有60例，占25.6%，恶性有174例，占74.4%。

骶尾部良性骨肿瘤最多见的是骶骨周围神经源性肿瘤（主要包括神经纤维瘤和神经鞘瘤），占原发性骶尾部骨肿瘤的第3位，在各年龄段的患者均可见，多位于上部骶椎。

骶尾部恶性肿瘤常见的有脊索瘤、骨巨细胞瘤、软骨肉瘤等。脊索瘤和骨巨细胞瘤分别占原发性骶尾部骨肿瘤的第1和第2位。

脊索瘤来源于胚胎脊索的残余，可发生于任何年龄，40～50岁最多见，男性多于女性（2∶1），约占骶尾部骨肿瘤的41%。脊索瘤分布在整个中轴骨，55%发生在骶尾部。

骨巨细胞瘤好发于20～40岁的年轻成年人，约占骶尾部骨肿瘤的23%。发生于骶骨的骨巨细胞瘤常累及高位骶骨。部分病变可以突破骨皮质形成比较大的软组织肿块，其至侵犯骶髂关节及部分骶骨。

发生于骶骨的软骨肉瘤极其少见。

1.骶尾部的血液供应特点

骶骨的解剖位置较深，周围毗邻脏器多，并且血液供应丰富，侧支循环复杂，故手术难度大。术中大量出血一直都是骶尾部肿瘤手术比较棘手的问题。有文献报道骶尾部脊索瘤手术术中出血量平均为5000～7000mL。

（1）骶尾部的血液供应的特点。

①血液供应丰富：骶尾部的血液供应除主要来自双侧髂内动脉后干分支、骶正中动脉外，还有腹主动脉和髂外动脉的侧支循环。

②侧支循环广泛：有髂内动脉、骶正中动脉与腹主动脉、髂外动脉的侧支循环，包括臀上动脉与腹主动脉的肋下、肋间动脉的吻合；臀上、下动脉与髂外动脉的股深动脉的吻合；骶外侧动脉与骶正中动脉的吻合等。

（2）除血液供应的特点外，骶尾部肿瘤手术术中出血凶猛的原因还包括以下因素：

①肿瘤供血血管增生增粗，内部及周围血池形成，吻合支及静脉血管广泛生成。

②肿瘤生长部位与大血管距离近，其供血血管及病变区内血压高，损伤后出血速度快。

③髂总或髂内静脉及骶前静脉丛可因肿瘤压迫而充血，操作中很容易破裂出血。

④骶骨多为松质骨，出血多，不易止血。

2.骶尾部骨肿瘤的手术方式

对于骨肿瘤，可采用的外科治疗方式很多，手术的目的在于尽可能做到将肿瘤完全切除，同时又要最大限度地保留宿主骨的功能。因此根据肿瘤性质不同而选择不同的外科手术的切除范围十分重要。骨肿瘤的外科手术边界的确定与预先确定的肿瘤分期有直接关系。根据切除边界与肿瘤之间的解剖位置将骨肿瘤的手术方式分为4种。

（1）囊内切除：手术切除边界在肿瘤的假包膜以内，可累及肿瘤假包膜。其典型术式为肿瘤刮除术。

（2）边缘性切除：切除假包膜，整块切除肿瘤。

（3）广泛性切除：指整块切除肿瘤的同时将肿瘤周围附着包裹的部分正常组织一并完整切除。常见的术式有扩大的局部切除术。

（4）根治性切除：是指将发病的骨连同附属组织从关节至关节完整切除。

前两种手术方式对于良性骨肿瘤最为常用，后两种则更多用于治疗恶性骨肿瘤。

由于脊索瘤发展缓慢，转移也不多见，理想的治疗方法是手术彻底切除整个肿瘤。但由于其解剖部位特殊，根治性切除在临床上往往很难达到，现脊索瘤最常用的手术方法是肿瘤的广泛切除。若肿瘤位于S_3椎体以下，通常选择下段骶骨完整切除，对于S4和S_5神经根可选择性切除；若肿瘤位于S_2及以上（高位脊索瘤），可行囊内刮除或部分切除术，尽量保存S_3及其以上神经根，降低术后并发症，但术后易复发。

骨巨细胞瘤是一种交界性肿瘤，即使镜检为Ⅰ级，仍有转移和恶变的趋势，所以治疗应以广泛性切除为主，必要时行融合和内固定术。但有时病变范围较大，周围解剖关系复杂，切除一个或数个椎体有较大困难，可行部分切除、刮除及植骨，但复发率较高。

发生于骶尾部的神经源性肿瘤最多见的是神经鞘瘤，该肿瘤为良性肿瘤，行摘除术或刮除术即可治愈。

3.骶尾部骨肿瘤手术术中大量出血的应对措施

目前，最常采用的是术前选择性动脉造影栓塞术和腹主动脉球囊阻断术。

（1）术前选择性动脉造影栓塞术：包括术前血管造影和栓塞两部分：术前血管造影的主要目的是显示肿瘤侵犯范围、肿瘤供血血管和供应脊髓的Adamkiewicz动脉（最大的脊髓前根动脉），为随后的肿瘤栓塞、手术切除及防止肿瘤血管漏栓、Adamkiewicz动脉误栓提供影像学依据。一旦Adamkiewicz动脉显影，则不宜行术前栓塞。如误栓此动脉，可导致严重脊髓损伤。

术前栓塞的关键是栓塞物质的选择及栓塞后与手术间隔时间的长短。术前栓塞肿瘤的供血动脉常用医用吸收性明胶海绵，这是一种可溶性栓塞材料，可在体内经蛋白分解酶作用降解并吸收，因此为防止被栓塞的血管再通和邻近侧支循环的重建，于栓塞后24h内手术效果较好。有多项研究证实，术前栓塞能够有效地减少术中出血，提高手术成功率，是一种有价值的术前辅助性方法。但由于长时间完全阻断了血流或发生误栓、栓塞剂逆流及分流等情况，可能会导致一些并发症的发生，如脊髓或周围神经损伤、下肢缺血性损伤、局部缺血性疼痛、性功能障碍等。对于栓塞的动脉有一定的选择性，如肿瘤是由髂外动脉供血，或由直接供应皮肤、肌肉的血管供血，由于会造成皮肤、肌肉的缺血性坏死，故不宜进行栓塞。

（2）腹主动脉球囊阻断术：由于术前选择性动脉造影栓塞术的局限性，受球囊导管在心血管外科应用的启发，术中采用球囊导管置入，暂时性阻断腹主动脉血流，控制骨盆及下腰椎肿瘤手术的出血，获得了满意的临床效果。该方法具有微创、可操作性强、止血效果好、并发症少等优点。

此外，还有低温麻醉、术中控制性降压、预先腹腔镜下结扎髂内及骶正中动脉等方法可用于减少术中出血。

4.术前特殊检查与准备

除了各项术前常规检查外，该类患者还需检查腹部及下肢血管超声，主要检查有无动脉斑块形成，有无血管畸形，腹主动脉、左右髂总动脉、股动脉的内径及肾动脉开口距腹主动脉末端的距离。一般根据腹主动脉内径的大小选用适宜的球囊导管。

本例患者将在腹主动脉球囊阻断术的辅助下行骶尾部脊索瘤切除术，根据术前腹部B超检查的提示（肾动脉开口下方腹主动脉内径2.2cm，左右髂总动脉内径分别为1.1cm、1.3cm，肾动脉开口距腹主动脉末端距离为6.0cm）选择大小合适的圆柱形球囊。圆柱形球囊因与血管壁接触面积大，故控制出血效果比球形球囊更佳。

（二）术中管理

1.腹主动脉球囊的放置及定位

待患者全身麻醉诱导后，选取右侧股动脉穿刺（Seldinger法），置入经皮动脉鞘管，动脉鞘侧管连接有创动脉测压，对侧足趾连接脉搏氧饱和度探头测定 SpO_2。将大小合适的球囊导管置入动脉鞘。导管置入20～30cm后进行定位。采用监测穿刺侧有创动脉压波形、对侧足趾 SpO_2 波形的方法定位球囊的位置。在确定球囊进入腹主动脉后再向上放置2～4cm（取决于肾动脉开口距腹主动脉末端的距离）后固定导管。一般肾动脉开口距腹主动脉末端距离≥6cm，这样既可以保证肾脏的血供，又可以防止球囊滑入髂总动脉。最后通过超声进一步确定球囊的位置。

术中阻断腹主动脉后，经由动脉鞘管注射肝素水200mL（1.25IU/mL）至球囊下端防止远端血管内血栓形成。每隔15min经由球囊末端管腔注射1~2mL肝素水（12.5IU/mL）至腹主动脉防止球囊周围血栓形成。

2.腹主动脉球囊阻断的时机和时间

由于球囊阻断的时间有限制，故应严格把握阻断的时机。通常在处理肿瘤主要部分，即肿瘤的供血血管以及肿瘤的蒂的时候开始阻断腹主动脉。如遇多次手术或放疗引起肿瘤周围组织粘连严重，出血多则可随时阻断。阻断时间通常在1h以内，若手术没有完成，可与手术医生沟通，球囊释放10min后再次阻断，可反复多次阻断。球囊释放期间应注意手术创面的出血情况。

3.术中腹主动脉球囊阻断后止血效果不佳的原因与处理

若术中腹主动脉球囊阻断后效果不佳，出血多，可从以下几个方面考虑：

（1）患者血压较高，对球囊尖端的冲击较大，使球囊与血管壁贴合不紧密，可能存在阻断不完全，一般发生在开始阻断的前几分钟，可在允许的范围内加强麻醉，或使用降压药控制性降压。

（2）球囊位置过深或过浅。过深腹主动脉增宽，阻断效果不理想；过浅球囊位于髂总动脉内，无法完全阻断，需重新定位球囊的位置。

（3）肿瘤本身血供丰富，侧支循环较多，此类情况需辅以控制性降压、低温麻醉等方法以减少出血。

4.术中监测

术中除常规监测心电图、血压、SpO_2、$PetCO_2$、体温和尿量外，还需监测有创动脉压中心静脉压、血气分析及凝血功能，有条件还需监测麻醉深度（BIS监测）等。

术中严密观察尿量，若每小时尿量少于30mL，则要考虑双侧肾动脉血流是否被阻断，应检查球囊是否向上移位。必要时使用超声或C臂机X线透视定位，明确球囊位置，确保双侧肾动脉血供正常。

5.术中腹主动脉球囊释放后的处理

球囊释放时，应防止血供恢复导致创面大出血，因此关闭腹腔前一定要松开球囊，以便外科医生寻找创面出血点。同时由于下肢突然恢复血供可能导致血压产生一定的波动，需注意提前补充血容量以保持循环稳定。必要时使用血管活性药物。

（三）术后管理

1.拔除球囊后的注意事项

术后患者送入重症监护病房（ICU）后及时拔除球囊导管。压迫穿刺点20min，沙袋加压6h，制动24h。

术后除了各项常规监测，还需监测双下肢的皮温、颜色、足背动脉搏动等反映下肢血液循环的指标，以及皮肤表面是否有麻木感。复查血常规、凝血功能等。

2.术后抗凝

此类患者采取的抗凝措施是术前一天晚上皮下注射低分子肝素4000IU，术后12h开始每天皮下注射低分子肝素4000IU，连续3～7d。注意观察患者伤口渗血情况，伤口引流液量，以及血红蛋白变化。

3.若术后患者出现下肢皮温降低，皮肤颜色发紫、发黑，足背动脉搏动减弱或消失等症状与体征，如何处置

术后若出现上述症状，须考虑有血管栓塞的可能，应及时行下肢血管超声检查，必要时行数字减影血管造影（DSA）检查。请相关科室会诊讨论抗凝、溶栓或手术取栓等治疗方案。

4.术后镇痛

因患者围手术期需用抗凝药，故不宜使用硬膜外置管镇痛。建议患者自控镇痛（PCA）及口服非甾体类抗炎药进行术后镇痛。

二、护理措施

（一）术前护理

1.心理护理

病人由于深受疾病引起的疼痛、排尿困难等困扰，病情复杂担心术后疗效致病人产生恐惧及焦虑心理。耐心向病人介绍手术方法、术前准备以及术后引流、体位等注意事项，强调配合治疗的重要性，尽可能消除不良情绪对麻醉、手术及术后治疗的影响。

2.术前准备

进行心、脑、肺、肾、肝等重要脏器功能的检查及血糖检测，并调整至能耐受手术的水平。评估手术的失血量，做好输血的充分准备。术前3d口服抗生素，术前2d行肠道准备，术前晚及术晨各清洁灌肠1次。术前12h禁饮食，术后留置气囊尿管。严格按骨科手术皮肤准备要求做好皮肤准备，备皮时严防皮肤破损，以免发生感染。

3.饮食指导

肿瘤使机体处于高消耗状态，加上术后身体康复的需要，饮食应以高蛋白、高热量、高维生素为原则，增强机体修复功能，有利于术后康复。由于手术、麻醉对胃肠功能的影响，术后可出现腹胀、便秘等，术后禁食6~8h后，首先进食流质，饮食宜清淡易消化，循序渐进增加食物品种和热量，纠正病人偏食习惯。便秘者多食用水果和蔬菜，保持大便通畅。对出现便秘病人，可使用开塞露塞肛通便。

（二）术后护理

1.严密监测生命体征变化

由于麻醉、出血等影响，严密心电监测病人的血压、脉搏、呼吸、血氧饱和度等情况，保持静脉输液通道通畅，对全身麻醉病人给予持续低流量吸氧治疗。

2.病情观察及护理

①观察生命体征变化、伤口渗血、双下肢感觉运动及鞍区麻木变化等情况。②保持引流管引流通畅，观察引流液颜色，记录引流量，发现出血等异常情况及时报告处理，及时补液及使用止血药，合理调整输液、输血速度。③全身麻醉病人做好呼吸道护理，保持呼吸道通畅，每天给予雾化吸入稀释痰液促进排痰。④肛周皮肤护理：由于手术区域靠近肛周，切口容易受到污染，每次大便后用温水清洗肛周，要保持肛周皮肤清洁干燥。⑤卧床期间加强基础护理，防止发生护理并发症。⑥尿管护理：每天消毒尿道口2次，更换尿袋1次，硬膜外麻醉病人术后1d或2d及早拔除尿管，预防尿路感染。全身麻醉病人麻醉清醒后及时进行定时插管定时开放尿管，进行膀胱收缩锻炼，促进排尿功能恢复。

3.康复护理

主要进行肛门功能训练。①缩肛运动：术后3d开始进行，每次5~10min，每天2次或3次。②排便反射训练：进食30min后进行排便训练，每天3次。③腹肌训练：进行有规律的腹肌收缩训练，呼气时收缩腹肌，保持3s，吸气时放松，每天4～6次，每次10下。④抬臀弓背训练：术后1周开始，平卧屈髋屈膝训练，直髋抬臀训练，弓背挺腹训练。

第六章　老年骨科的护理

第一节　急诊和住院围手术期老年骨科患者护理

随着人口老龄化加剧，老年人骨骼肌肉创伤将是日益严峻的问题。虽然老年创伤患者的管理与其他创伤的管理有相似之处，但需要密切关注与衰老相关的差异和特殊因素。跌倒是老年人受伤最常见的原因，因此本章节将重点关注急诊髋部骨折与跌倒相关的创伤。任何原因引起的老年骨骼肌肉创伤患者的护理都应基于相同原则。

手术是髋部骨折的首选治疗方法，它可以稳固患肢，有助于患者早期负重并降低并发症风险。保守治疗会因患者活动受限导致其他风险增加，如静脉血栓形成、压力性损伤、其他并发症以及自理能力受限等各种风险。围手术期护理包括3个阶段：术前、术中和术后阶段。

术前护理阶段是指从骨折到进入手术室，即准备手术前的一段时间。术前护理的目标是稳定骨折、管理疼痛和恢复功能，需要标准化的术前评估以及以患者为中心的管理策略。目的是通过协调老年骨科护理与麻醉护理，及时有效地进行术前准备。

术中护理旨在减轻手术引起的病理生理反应，而不破坏患者的生理稳定性。高龄、虚弱增加围手术期并发症发病率和死亡率；一个或多个并发症、多重用药以及认知功能障碍很常见，并可能对生理功能产生负面影响。

术后护理旨在减轻手术的影响，协助患者复健，激励患者，为出院做好准备，使其在一个理想的状态下回归家庭。术后早期活动至关重要，因为术后活动延迟会导致住院时间延长。因此，术后护理包含早期活动、疼痛管理、术后低血压和液体管理、术后贫血管理、谵妄评估和营养优化。

一、术前护理

急诊髋部骨折是一种突发性创伤事件，严重影响患者的生活，甚至导致死亡。功能恢复是影响髋部骨折结局的主要因素，因此康复治疗是重中之重。老年髋部脆性骨折患者的主要护理目标是最大限度地提高活动能力，维持最佳功能；此外，心理社会因素必须纳入患者整体护理中，以激励患者促进康复。在完善的老年骨科护理原则指导下，多学科团队合作能够有效地进行评估、实施延续护理；在治疗过程中，为防止再次骨折，需要关注跌倒原因、对患者的影响以及发生不稳定并发症的可能性，在考虑骨骼健康的同时进行有效康复治疗。

急诊室是嘈杂、忙碌、充满过度刺激的场所，无法为体弱老年人提供良好的护理环境。为了避免过度刺激的影响，需要考虑以下3个原则。

（1）及时性——避免不必要的拖延。

（2）有效性——应用可获得的最佳证据来实现最佳结局。

（3）以患者为中心——尊重并满足患者需求。

需要关注那些受并发症影响、与老龄化相关的正常与异常变化，这些变化增加了发病率和死亡率。与衰老有关的生理因素包括以下内容：

呼吸道（Airway）——衰老会引起呼吸道和肌肉骨骼的退化，例如骨关节炎，会导致颈部和脊柱的灵活性下降，增加了气道管理难度。

呼吸（Breathing）——呼吸顺应性的丧失意味着失去了低氧储备以及低压通气的可能；在氧疗过程中，需要密切监测以识别这种情况的发生。老年人呼吸做功增加，更容易出现呼吸衰竭危险。

循环（Circulation）——在静脉输液（特别是胶体液）时，需要密切监测患者循环状态，因为心肺储备的减少会增加液体潴留的风险。正常心率和血压并不能保证正常的心脏输出，而阻滞剂和降压药的使用很可能掩盖了病情恶化的迹象。不同部位骨折，出血量也不同。无移位的囊内骨折出血量只有几毫升，而多部位骨折或粗隆下骨折，出血量可能超过1升。所有患者均应该在手术后静脉输注生理盐水，输液的速度需根据估计的失血量和脱水程度来调整。

失能（Disability）——肢体长期不活动和失用，会影响患者功能结局，并对生存产生影响。

暴露（Exposure）——皮肤和结缔组织随着年龄增长而发生广泛变化，体温调节能力减弱、感染风险增加、伤口愈合不良和对低温的敏感性增加。

完整全面的病史采集应包括相关并发症、用药史、既往活动能力以及个人生活史和社会活动史。无论有无认知障碍，很多老年人都无法提供准确的病史。因此应该通过家属、照护者或全科医生收集病史。全面检查患者皮肤，以发现皮肤问题和潜在皮损。为防止压力性损伤，患者应尽快转移到有减压或压力再分配作用的床上。

二、疼痛管理

髋部骨折引起的疼痛非常严重，可能会导致疾病恶化，但我们通常忽略了疼痛管理。止痛不充分的一个重要原因是缺少评估，通常是无法表达的患者。由于患者存在沟通困难，对认知能力障碍患者进行疼痛管理极富挑战性，必须充分考虑并发症和多重用药因素。老年骨科照护团队之间的良好协作对于实现良好疼痛管理至关重要，能够促进术后早期活动。

急性疼痛需要持续评估，在整个护理过程中还需要定期评估，以便实施有效疼痛管理。每个护士都应规律、准确地评估患者的疼痛，遵医嘱使用止痛药，观察药物疗效及副作用并及时向多学科诊疗团队报告。因为老年患者使用阿片类镇痛药风险较大，因此越来越多的髋部骨折患者术前使用神经阻滞麻醉，不仅可以有效镇痛，还可以减少阿片类镇痛药的用量。

在急诊室和病房中，高年资护士和专科护士在神经阻滞管理中发挥着越来越重要的作用。持续疼痛评估是有效疼痛管理的基础，患者入院时可以应用循证工具进行访谈以及通过查询健康记录来了解既往疼痛情况。初步评估通常包括疼痛位置、新发的急性疼痛以及持续性疼痛的描述（特征）、休息和活动期间疼痛强度评级、既往疼痛治疗（患者目前和既往的药物和非药物治疗方案）以及药物的作用和副作用。常用的认知功能障碍患者的疼痛评估工具包括语言评分量表（verbal rating scale，VRS）和视觉模拟量表（visual analogue scale，VAS）。老年人通常不愿意承认并报告疼痛。因此，护士应警惕老年人的疼痛征象，并观察疼痛引起的行为和自主表现。

疼痛评估的时间点包括以下几个方面：

（1）入院时即刻。

（2）首次镇痛后30min内。

（3）入住病房前每个小时。

（4）住院期间常规护理观察。

所有疑似髋部骨折的患者（包括认知障碍患者）应立即给予镇痛药物。镇痛药物的选择和剂量应考虑年龄，并密切监测副作用。医护人员进行体格检查、护理操作和康复活动时，应给予患者足量的镇痛剂（以能耐受患肢的被动外旋活动为标准）。如果没有禁忌证，可以每6h服用一次扑热息痛，如果单独使用扑热息痛并不能有效缓解疼痛，还可以同时服用阿片类镇痛药。非甾体类抗炎药常常是老年人的禁忌药物，医护人员要谨慎使用。非药物治疗也是治疗计划的组成部分，许多研究已证明单独或联合用药是有效的。选择患者信任的方案能够有效提高疗效。以下是推荐的治疗方案。

（1）每次在髋部冰敷15min。

（2）使用保暖毛毯，轻柔地按摩。

（3）行为认知疗法：呼吸训练、放松疗法、幽默、音乐疗法以及分散注意力。

（4）定期使用支撑垫调整体位。

（5）采用跨学科的方法：职业治疗师能够提供定制座位、夹板或适应性装置。康复师会协助患者进行活动、锻炼以及强化锻炼。

（6）进行康复锻炼来改善活动范围、活动能力及活动强度。

多模式镇痛能够充分发挥药物疗效，同时减少不良反应。老年人更容易出现药物不良反应，因此医护人员要考虑到药物吸收和分布在不同年龄之间的差异以及个体的危险因素，以保证安全有效地使用镇痛药。

阿片类镇痛药是缓解髋部骨折疼痛的关键药物，然而个体需求仍存在较大差异；随着年龄的增长，阿片类镇痛药需求量会减少，药物的副作用有妨碍运动功能、损害认知能力及妨碍患者康复。其他药物如镇静剂、止吐药和抗精神病药可能会增加阿片类镇痛药的镇静作用，在口服和静脉使用阿片类镇痛药时需关注这些副作用。护理人员需监测常见的副作用，如镇静、便秘、恶心和呕吐，必要时给予预防性治疗。老年人使用阿片类镇痛药会增加呼吸抑制的风险，因此建议定期监测镇静药浓度。

在手术固定前，应避免髋部骨折患者向患侧翻身。进行护理操作和检查患者背部皮肤时，轻柔地"倾斜"患者不可避免；在大腿和膝关节之间放置枕头有助于减轻疼痛，避免内收或旋转患肢。更换患者体位时，应由两位经验丰富的护士采用规范的手法来操作。

三、术后护理

术后早期活动可以有效预防活动受限相关的并发症，并有助于术后康复。标准的做法是术后协助患者从床上坐起来，只要没有禁忌证，术后第一天就可以站立。之后的锻炼取决于患者自身、骨折类型和手术方法。囊外骨折患者往往比囊内骨折患者需要更多时间来康复。团队应牢记有效疼痛管理的必要性，鼓励患者克服用患侧肢体站立的恐惧，进行患肢负重训练。

四、基础护理

老年患者住院期间，保持活动、体力、参与自我照护可以维持患者独立性、降低跌倒风险及跌倒损伤，防止因恐惧跌倒而失去信心。护理工作的基本原则是共情，它是一种复杂的多维度的医患关系，包括理解患者需求、意图、恐惧、偏好和观点的能力。与认知障碍患者之间的互动可能是照护者压力的来源，特别是认知障碍（或痴呆）患者抗拒照护者的努力。实现卫生和舒适是最基本的，例如有效和规律的口腔护理对于经常感到极度饥渴和口腔干燥的患者是必不可少的。围手术期基础护理包括以下内容。

（一）谵妄

护理团队最有可能识别谵妄的征兆。

（二）压力性损伤预防

压力性损伤是活动受限、住院和手术的严重并发症，可影响高达1/3的髋部骨折患者。

（三）补液、营养

老年人的液体管理非常困难，因为他们可能因为尿失禁或尿频、如厕困难而自我调节液体的摄入量。为了预防或识别肾损伤，在护理过程中应密切监测体液平衡。患者对补液和营养液的接受程度通常较差，其营养状态需要整个团队来关注，这与康复预后密切相关。而护理团队24h照顾患者，对保证患者摄入充足的膳食至关重要。

（四）便秘

便秘是一个重要且常见的并发症。骨折之后，患者处于健康状况不佳和活动受限状态，可能会出现急性或者慢性便秘。在护理过程中应尽早预防，具体措施包括以下几个方面。

（1）定期评估肠道功能，包括排便频率和粪便性状。

（2）提供并鼓励患者进食富含纤维素且可口的食物。

（3）早期规范使用泻药，但需谨慎用药。

护士还应该指导患者在出院后通过增加活动重获隐私，恢复正常饮食，最终减少泻药的使用。

（五）医疗相关感染

预防、识别和管理是整个医疗团队的责任，护士24h在岗，在感染管理方面发挥重要作用，其职责是协调其他团队成员的感染预防与控制。护士的领导角色能够确保工作人员遵守感染预防指南。围手术期护理中，预防肺部感染、尿路感染和静脉血栓形成同样很重要。

五、出院前准备

出院计划需要多方共同努力协调。如果患者出院转入其他护理机构，就需要患者、家属、多学科团队以及转入机构工作人员的协作。入院之后，有关出院准备应尽早开始。对患者、家属及其他照护者的健康宣教是出院准备的重要部分。随着住院时间的缩短、信息的复杂化，出院准备对于医疗团队是一种挑战，因此需要通过多种方式来传递信息。患者出院后，照护的责任通常由患者及其家人、全科医生来承担，有时候社区工作人员也会参与。患者及其照护者必须理解出院指导内容以便出院后能够记起。出院指导中还应包含出院后所需相关信息供查询。研究表明，以信息手册或者插图的形式来进行出院指导十分有效。也有很多证据支持口头传递信息或健康教育：由于视力和听力的下降，老年人接收信息十分困难，而昏暗光线、嘈杂环境和室内温度都干扰了接收信息的过程。对于老年人来说处理多种信息十分困难。他们对骨折和手术严重程度的感知非常重要，而疼痛会影响他们接收和理解信息的能力。预期、焦虑和恐惧都会减少对知识的接受，据报道，恐惧和对髋部骨折后果的先入之见也会妨碍患者接收信息的能力。在为患者做出院准备时，需要考虑这些因素。

第二节　老年骨科围手术期的营养支持

中国已进入老龄社会，如何加强老年保健、延缓衰老进程、防治各种老年常见病，达成健康长寿和提高生命质量的目标，已成为医学界注重的研究课题。老年营养是其中至关重要的部分，合理的营养有助于延缓衰老，而营养不良或营养过剩、紊乱则有可能加速衰老的速度。因此，从营养学的角度探讨老年人生理变化，研究老年期的营养，包括老年骨科围手术期的营养非常重要。

一、影响老年人营养状况的因素

（一）生理因素

多数老年人有牙齿脱落或对假牙不适应，影响食物的咀嚼，因此不愿选用蔬菜、水果和瘦肉一类的食物。老年人由于消化吸收功能减弱，摄入营养素不能很好地被吸收。由于肝、肾功能的衰竭，维生素D不能在体内有效地转化成具有活性的形式。老年人由于慢性病，常服用各种药物，干扰了营养物质的吸收利用。

（二）环境因素

部分老年人由于经济状况拮据，购买力下降，或行动不便外出采购困难，影响了对食物的选择。丧偶老人、空巢老人由于生活孤寂，缺少兴趣，干扰了正常的摄食心态。有些老人因退休而离开工作岗位和工作环境尚不能适应，引起食欲下降。

二、外科患者的临床营养支持

临床营养支持是近年在国际上常用的名词。临床营养包括肠外营养与肠内营养支持。这两种营养支持的内容，均是由大分子营养素组成，与普通的食物有根本的区别，包括平衡的多种氨基酸成分、长链及中链脂肪、糖类、平衡的多种维生素、平衡的多种微量元素等成分。由于历史上临床营养支持是以外科医师作为先驱，故有人称之为外科营养。

（一）营养基质代谢及创伤/感染后的代谢反应

1.营养基质的代谢

营养基质可分为以下3类。

（1）供应能量的物质，主要为碳水化合物和脂肪。

（2）蛋白质，这是构成身体的主要成分，是生命的物质基础。

（3）身体各部分的各种元素，如各种电解质、微量元素以及各种维生素。以下略述碳水化合物、脂肪和蛋白质（氨基酸）的代谢。

①碳水化合物的代谢：碳水化合物是中国人膳食的主要成分，为热量的主要来源。各地区的人们所摄碳水化合物在膳食中的比例差别很大。碳水化合物经口入胃肠道后，经淀粉酶和双糖酶水解后，以单糖形式被小肠吸收，一半以上为葡萄糖，其余主要是果糖和乳糖。葡萄糖吸收后大部分以血糖形式随血循环分布全身，为身体细胞摄取和利用；小部分经胰岛素的调节转化为糖原。乳糖、果糖也转化为糖原贮存在肝脏和肌肉内。糖原贮存是相当有限的，总重约500g，其中200g是肝糖原，可以转化成葡萄糖为身体所利用；其余300g是肌糖原，不能直接变成葡萄糖被身体利用，因此24h的饥饿状态就可把肝糖原耗尽。以后如仍无外源性碳水化合物补充，则骨骼肌的蛋白质分解为氨基酸，经糖原异生途径转化成葡萄糖供给能量。

葡萄糖的氧化首先经磷酸化后氧化成丙酮酸，然后丙酮酸进入线粒体氧化脱羧转变为乙酰辅酶A，再经三羧酸循环彻底氧化成二氧化碳和水并释放能量。丙酮酸在缺氧条件下可还原成乳酸。以后仍可氧化再生被彻底氧化利用。葡萄糖过多时，大量丙酮酸可经转氨作用生成丙氨酸，也可生成过量乙酰辅酶A。过多的乙酰辅酶A超过了三羧酸循环可能氧化的量时可合成为脂肪酸。

　　胰岛素的作用是使糖原分解停止，促进糖原生成，刺激机体组织利用葡萄糖，并使一些葡萄糖经脂质生成作用转化为脂肪；通过上述作用降低血糖，把血糖调节在正常范围内。应激状态下如感染初期胰岛素释出增加，但由于糖皮质激素、儿茶酚胺、胰高血糖素和生长激素等亦增加，以及周围组织对胰岛素作用有抵抗，降低了血糖的利用，故可出现高血糖，常使葡萄糖由肾排出。

　　正常时，血中葡萄糖可被脑、肾髓质和一些血细胞直接利用，而肌肉和其他许多组织则可从脂肪酸代谢获得能量。脂质生成作用是糖原贮存已饱和时，从丙酮酸生成的乙酰辅酶A转化为脂肪酸，再与硝酸甘油作用合成三酸甘油酯，贮存在脂肪组织中。

　　②脂质代谢：脂肪是人体能量的主要贮存形式。脂肪组织中90%是三酸甘油酯。某些不饱和脂肪酸如亚油酸不能由体内合成，必须摄入。肠外输入的长、中链脂肪乳直接进入静脉血流。三酸甘油酯分解成甘油和脂肪酸。部分甘油经糖生成作用转化为葡萄糖；游离脂肪酸则氧化产生乙酰辅酶A，经三羧酸循环释出能量（35kJ/g脂肪）。如产生的乙酰辅酶A多于三羧酸循环可能氧化的量时，则可转化为酮体。酮体生成和糖异生作用均在肝细胞内进行。

　　③蛋白质（氨基酸）代谢：人体体重的15%是蛋白质，无脂肉质总体的20%为蛋白质所组成。蛋白质是生命的存在方式。平均成人每天需要蛋白质为1g/kg，用以补充身体蛋白质不可避免的消耗，如脱落细胞、肌肉伸缩时消耗的肌动蛋白和肌凝蛋白，以及用于身体的生长、组织的修复、维持循环中蛋白质含量及制造酶等。摄入的蛋白质经肠道中的蛋白酶水解成肽，最终水解为氨基酸，吸收后经门静脉进入肝脏。过去认为，有8种氨基酸人体不能合成，必须从外界补充，这8种为异亮、亮、缬、色、苯丙、蛋、赖、苏氨酸，称必需氨基酸。现在知道所谓非必需氨基酸也是相对的，如组氨酸、脯氨酸等。谷氨酰胺是条件必需氨基酸，在创伤/感染后，谷氨酰胺的补充是必需的。

　　在人体处于分解代谢占优势的情况时（如大剂量化疗/放疗、饥饿状态、感染等），能量摄入不足，肌肉蛋白质首先分解为氨基酸，经转氨或脱氨作用进行代谢。谷氨酰胺流出肌肉。氨基酸脱氨后经乙酰辅酶A转化成酮体，或经草酰乙酸盐途径及糖异生作用变成葡萄糖；转氨后的丙氨酸可形成丙酮酸。

　　近年来对支链氨基酸（BCAA）的研究证明，亮、异亮和缬氨酸主要在肌肉内代谢。改变BCAA输入的百分率可影响氮平衡及下肢肌肉的氨基酸流动。营养液内BCAA含量在21%时，氮平衡是较好的水平（—0.074±0.05）；目前常用的氨基酸输液的BCAA含量在21%~25%。此外，在创伤/感染后，长期肠外营养时不补充谷氨酰胺，可导致谷氨酰胺缺乏。

2.创伤/感染后的代谢反应

（1）创伤/感染后细胞外液有钠和水潴留，而钾和磷排出增加，在蛋白质分解的同时，脂肪氧化增加，静脉输入脂肪可发现脂肪廓清率加快，机体加速利用脂肪。

（2）糖代谢紊乱：感染/大剂量化疗后的糖代谢紊乱，与内分泌变化有明显关系，常可观察到血液中一系列激素水平的增高。有报告给志愿者注射皮质激素、肾上腺素和垂体后叶素，模拟创伤/感染/大剂量化疗/放疗后的代谢反应，发现这些激素均导致类似创伤后血糖增高，即胰岛素抵抗。所以在应用肠外营养支持时，要充分考虑到这类患者对糖的利用要比一般患者差。

（3）体重下降：创伤/感染及大剂量化疗/放疗后患者由于肌肉组织和脂肪组织的消耗增加，所以体重下降很明显。

（二）对肠外营养与肠内营养发展趋势及适应证的重新认识

虽然肠外营养（PN）在疾病的治疗过程中发挥过重要作用。但随着基础实验和临床研究的不断深入及循证（证据）医学系统评价（SR）的影响，肠内营养（EN）在临床营养中的特点越来越明显。只要肠道有功能，EN就优于PN。与PN相比，EN有助于肠屏障结构和功能的维持、有助于减少肝功能损害及感染有关并发症的发生、能直接提供谷氨酰胺等条件必需营养素，从而可能会减少肠道细菌和毒素移位的发生、提高临床治疗效果、缩短住院时间并降低营养药品的费用。2010年接受EN与PN的患者比例在美国约为10：1、欧洲约为2.5：1。按照同期肠外与肠内营养药品用量的统计资料推算，我国EN与PN的比例约为1：20，说明我国肠内营养的应用还较为滞后，这可能与我国医务人员对EN的认识程度不够有关。希望同道能对营养支持进行再识，努力推进我国EN的发展，这不仅有利于患者康复，还会大大节省有限的医疗卫生资源。"只要肠道有功能，就该充分利用。"

1.肠外营养支持

（1）适应证。

①高代谢状态：对大面积烧伤、多发性骨折等患者采用补充性肠外营养可能有帮助。

②胃肠道皮肤瘘以及短肠综合征：两者均有肠道实际吸收面积的不足。高位胃肠道皮肤瘘，食物只经过一段肠道即从瘘口逸出，营养物质不能为小肠吸收。自20世纪70年代采用肠外营养以来，胃肠道皮肤瘘的死亡率已从以前的60%～80%下降到8%左右。短肠综合征患者还可在家庭内长期应用肠外营养。肛管及结肠手术的前后也是一种适应证。

③急性肠道炎症性疾病：如Crohn病、广泛溃疡性结肠炎等炎性肠道疾病，在急性发作期或术前准备时，均适用肠外营养。口服普通食物在这种情况下往往导致腹泻加剧，肠道更多地丢失水、电解质和蛋白质。采用肠外营养还可使肠道休息，有利于减轻炎症和控制症状。

④胃肠道梗阻：慢性幽门梗阻、慢性肠梗阻等。

⑤肿瘤患者接受大面积放疗和大剂量化疗：放疗及大剂量化疗时，由于药物的毒性及胃肠道黏膜的上皮细胞对射线及化疗药的易感性，患者常有厌食恶心及腹泻等反应。这种情况下如无营养支持，往往不能完成全部治疗过程，又易使体力下降，全身抵抗力降低而更促使肿瘤发展。肠外营养有利于支持患者完成放化疗，并减少并发症。适当的病例也可应用肠内营养。

⑥轻度肝、肾功能障碍患者：此类患者的蛋白合成功能低下，可适用肠外营养支持。但不能阻止其营养状况及功能障碍的恶化。

（2）禁忌证：休克、重度脓毒症、重度肺功能衰竭、重度肝功能衰竭、重度肾衰竭等患者不宜应用或慎用。

2.肠内营养支持

肠内营养的可行性主要决定于小肠是否具有能吸收各种营养素的功能。当患者因原发疾病、治疗与诊断的需要而不能经口摄食，或摄食量不足以满足需要时，如胃肠道功能允许，首先应考虑采用肠内营养。

肠内营养的适应证如下。

（1）不能经口摄食，经口摄食不足或禁忌。

①不能经口摄食包括口腔、咽喉或食管有肿瘤、炎症等。

②经口摄食不足包括营养素需要量增加而摄食不足，如重度烧伤、重度创伤、重度脓毒症、重度甲亢、癌症及化疗/放疗时。此外，又如厌食引起的蛋白质能量营养不良（PEM）、抑郁症。

③经口摄食禁忌指某些手术后，中枢神经系统紊乱，知觉丧失，脑血管意外以及咽反射丧失而不能吞咽者。

（2）胃肠道疾病。

肠内营养时的营养素较全，成分型肠内营养不需消化，非成分型肠内营养亦易消化，通过较短的或黏膜面积较小的肠道即可吸收，并能维持肠道菌丛。成分型肠内营养无渣、无乳糖，对肠道及胰外分泌刺激较轻。此类适应证主要有以下几种：

①短肠综合征：由于克罗恩病、肠系膜动脉或静脉栓塞、肠扭转而需要大量小肠切除的患者，术后应以肠外营养作为支持，有的甚至需要长期肠外营养。但有的在适当阶段应采用或兼用肠内营养，更有利于肠道发生代偿性增生与适应。

②胃肠道瘘：肠内营养适用于提供的营养素不致从瘘孔流出的患者。成分型肠内营养较非成分型肠内营养更能降低瘘液的排出量，适用于低位小肠瘘、结肠瘘及远端喂养的胃十二指肠瘘。高位胃、十二指肠瘘应由空肠造口给予成分型肠内营养。近端有100cm功能良好的小肠的小肠瘘，可以由胃内喂养。有的学者建议采用肠外营养治疗高位胃肠道瘘，而将成分型肠内营养用于远端空肠、回肠。

③炎性肠道疾病：溃疡性结肠炎与Crohn病的病情严重时，应采用肠外营养使肠道得到休息，待病情缓解。小肠功能适当恢复而可耐受成分型肠内营养时，通过审慎的连续管饲，亦可提供充分热量与蛋白质。

④胰腺炎：多数学者主张在处理胰腺炎的并发症而需开腹时，或胰腺炎患者的麻痹性肠梗阻消退后，可用成分型肠内营养剂进行经空肠的肠内营养治疗。

⑤结肠手术与诊断的准备：成分型肠内营养无渣，适用于结肠手术准备或结肠镜检查和放射线诊断检查的准备，可使肠道清净。

⑥憩室炎、胆盐腹泻、吸收不良综合征及顽固性腹泻。

（三）肠外营养和肠内营养的应用

1.肠外营养（PN）

（1）配方类型及输注途径：临床上肠外营养支持方式可分为两种类型，即应用氨基酸—高浓度葡萄糖系统和应用氨基酸—中浓度葡萄糖—脂肪系统。采用高浓度葡萄糖作为主要能源的肠外营养必须经过中心静脉导管输入，且并发症多，现已很少应用。

应用氨基酸—中浓度葡萄糖—脂肪系统可由中心静脉输入，也可由周围静脉输入，近年应用经周围静脉置入的中心静脉导管（PICC）输入的比例增多。

一般情况下每根导管可保留3个月以上；如管理得当，可保留1年以上。如从周围静脉做中心静脉插管（PICC）更加安全。北京协和医院最长保留时间已达2年零8个月。使用PICC尚可进行原地置换，从而大大减轻患者长期输液及化疗等的痛苦。

（2）基质的需要量。

①肠外营养支持中早已不使用水解蛋白作为氨基酸的来源。国内现在广泛使用复合氨基酸注射液，此种氨基酸注射液含有8种必需氨基酸及6～12种非必需氨基酸。关于氨基酸注射液的成分有大量的报道，但仍有不少问题有待进一步研究。目前国产复合氨基酸注射液已有许多品种，用量为1g/（kg·d）左右。最好用无抗氧化剂产品。

②能量的需要。提供足够的能量是肠外营养支持中一个重要的问题。如果没有足够的热量，就不可能维持正氮平衡。对保持正氮平衡的能量需要的研究表明，热量从0增加到167kJ/kg，氮的平衡有显著的增加；热量增加到167kJ/kg以上时，氮平衡不继续增加，而且对多数患者是过高的，所以可用84～126kJ/kg。

能量的来源：早期开展肠外营养时，主要以葡萄糖为能量来源；20世纪80年代以后，能量的1/2已可由脂肪乳剂提供。长期的肠外营养支持中使用脂肪乳剂可预防必需脂肪酸缺乏。如单用葡萄糖作为热量来源，主要代谢产物是丙酮酸和乳酸，而且血清胰岛素水平4倍于正常人餐后水平，游离脂肪酸和酮体则减少。如用脂肪加糖作为热量来源，则丙酮酸和乳酸减少，胰岛素水平下降到接近正常。近年来有较多报告说明，如单独使用葡萄糖作为非蛋白热量来源，时有发生脂肪肝（多余的葡萄糖在肝脏转化为脂肪），但在使用葡萄糖加脂肪乳剂时就较少发生脂肪肝。近年来广州的动物实验表明，PN时添加卡尼汀能减少肝脏的脂质含量。

脂肪乳剂除了提供热卡外，还能预防必需脂肪酸缺乏。亚油酸含有18个碳原子和2个不饱和键的脂肪酸，只能从食物中得到，所以称为必需脂肪酸，是细胞膜的重要成分。亚油酸可以延长到20个碳原子和4个双键，为花生四烯酸，即前列腺素的前体。有人认为每周给500mL脂肪乳剂1次，可以预防必需脂肪酸缺乏。这个剂量可以抑制异常脂肪酸生成。但有研究表明，长期肠外营养支持的患者每日用10%脂肪乳剂500mL时，仍不能使红细胞磷脂中的必需脂肪酸完全正常。所以每日500mL脂肪乳剂可能是最低的需要量。北京协和医院的临床肠外营养支持中，每日补充50～100g脂肪作为能量及必需脂肪酸的来源。

常用的脂肪乳剂制剂为长链制剂（LCT），但创伤后患者应用中、长链混合制剂（MCT/LCT）更加合适。质量应合乎《药品生产质量管理规范》（Good Manufacturing Practice of Medical Products，GMP）标准。

③维生素：在肠外营养治疗中维生素是很重要的组成部分，应按规定供给每日维生素的量。

④水和电解质：水的入量每天以2000mL为基础，亦有按每天每4.18kJ热量给水1～1.5mL计算者。尿量以每天1000～1500mL为宜。

成人主要电解质的需要量：钠100～120mmol，钾60～80mmol，镁7.5～12.5mmol，钙5～10mmol，磷酸盐10mmol。

⑤微量元素：对于长时间肠外营养支持的患者，维持微量元素的平衡也是个重要问题。微量元素的每日需要量为铜0.3mg、碘0.12mg、锌2.9mg、锰0.7mg、铬0.02mg、硒0.118mg、铁1.0mg。临床上已研究了肠外营养患者锌的需要量，锌是若干酶的必要成分，如果缺乏，可以发生皮炎；如有体液额外丢失，需要增加锌的供给量。近年来观察到肠外营养支持中缺铬时，可引起糖尿病及神经病变，补充后可纠正；缺铬时也易发生感染。

（3）营养液的输入技术：肠外营养治疗中，脂肪乳剂已经可以与氨基酸等制剂混合后输入。但有脂肪代谢紊乱的患者，不宜使用脂肪乳剂。血中三酸甘油酯浓度超过2.26mmol/L的患者要慎用。若患者需使用脂肪乳剂，应做脂肪廓清率检查，以了解患者对外源性脂肪的利用情况。脂肪乳剂产品可在25～30℃温度保存。

各种营养要素都应在无菌条件下混合在3L静脉输液袋中。如果患者特别衰弱，或免疫功能高度抑制，应用终端过滤器。3L静脉输液袋要用1.2μm孔径的终端过滤器，以防止霉菌输入人体。

为了防止因患者咳嗽等动作导致中心静脉插管回血堵塞，也为了使用PN的患者可以下地活动，多主张使用输液泵。由微电脑控制的输液泵均有气泡或走空报警器。对输液泵的流速要定期进行校正，若加用0.22μm、1.2μm滤器更能增加防止输入空气的功能。常用的BD、IMED、IVAC及LifeCare等泵均有安全、报警功能，由微电脑控制的输液泵对肠外营养治疗有较大帮助。

（4）肠外营养的日供应量（成人）。

①氮入量0.15g/kg左右。

②热卡量105kJ/kg左右。

③热量：脂肪：糖=1：1～0.4：0.6。

④钠（Na）50～100mmol治疗中应适当使骨骼肌活动。

2.肠内营养（EN）

肠内营养指经鼻胃/鼻肠管或经胃肠造瘘管输注肠内营养制剂，也有的患者愿意分次经口摄入，可以提供各种必需的营养素以满足患者的代谢需要。在消化道尚有部分功能时，肠内营养可取得与肠外营养相同的效果，较符合生理，费用较省，使用较安全，监护较易。由于膳食的机械刺激与刺激消化道激素的分泌，加速胃肠道功能与形态的恢复。所以基本原则是：只要肠功能允许，就应尽量采用肠内营养。常用制剂依成分和用途，可将肠内营养制剂分为3类。

（1）均衡型制剂：提供均衡营养，依氮质来源不同再分为以下3种。

①酸供氮制剂：不需消化液的作用即可充分吸收，不含乳糖，粪便产量极少。

②短肽供氮制剂：不需消化液的作用可由小肠黏膜细胞直接吸收，在细胞内分解为氨基酸后入血，不含乳糖，粪便产量很少。

③供氮制剂：以提纯的整蛋白为氮源，多数不含乳糖，口感好，可口服，使用方便，如安素和能全素等。

（2）病导向型制剂：依疾病特点组方，适于某一特定患者群体。

①增强制剂：富含精氨酸、核苷酸，适于术后患者及其他免疫功能受抑制者。

②肺病患者制剂：脂肪含量较高，糖类含量较低，二氧化碳产量较少，适于有肺功能不良的患者。

③糖尿病制剂：富含缓释糖，适于糖尿病及手术后患者，如瑞代。

（3）组件型肠内营养制剂：是指将单一或某类营养素分别包装的制品。可对均衡制剂进行强化或补充，以弥补其在适应个体差异方面欠灵活的不足。

各种商品经肠营养的维生素与矿物质含量，尤其是电解质的量相差较大，通常配成热量密度为4.18kJ/mL的溶液。

（四）营养支持的管理与监测

为了达到治疗目标，营养支持需要有一定的管理和监测。

1.肠外营养的管理

拟定的管理要求每人都需遵循，例如，完整的平衡表格有助于肠外营养支持的安全进行。患者的肠外营养内容应取决于科学的调查研究，而不应依赖于医院内不同医生的各自意见。输液管道必须保持高度无菌。单腔导管不可作其他用途。如采用多腔导管，按一定的程序可作其他用途。置管后，医师要及时调整营养配方。护士则完成从观察患者生命体征到运转输液系统的多方面工作，如检查输液速度，与患者及其家属接触，解除他们对肠外营养支持上的心理顾虑等。药剂师在肠外营养管理中的作用也很重要，可以为医师提供有关药物配伍禁忌、溶解度情况及混合各种制剂的指导，以便通过肠外营养支持纠正各种代谢紊乱，又可减少不必要的周围静脉输液。

2.肠内营养的管理

可分散在各病房进行，一般医师和护士大多能够完成肠内营养管的置入。在特殊情况下，可以要求专业护士或经验较多的外科医生、内科医生协助进行内镜引导下的胃内、肠内导管的安置。

3.肠外营养支持的临床监测

（1）中心静脉插管后监测：中心静脉插管可通过上下腔静脉分支的多种进路插入，但原则是一致的，即导管尖端应在上下腔静脉的根部。

经外周静脉置入的腔静脉导管（PICC）的临床应用，使得中心静脉插管更加安全、方便、值得推广应用。插管后均应摄胸片了解导管的位置。如为不透X线的导管，则可直接摄片。如是普通硅管，须注入对比剂3mL后摄片。

（2）对导管有关的感染的监护：除了进皮点要用PVP-碘每天2次灭菌外，还要严格避免微生物进入导管。可以应用0.22μm滤器，有条件时可定期进行滤膜的微生物培养。营养液应用前、后也可做定期的微生物培养检查。

（3）输液系统的监护：包括进空气的除尘滤器，泵的选择，滤器的使用及各个连接点的可靠性检查，以免各种事故的发生。

（4）体液平衡等监测：主要是水、电解质、氮平衡的监测。每例应有平衡记录表，平衡表格是了解肠外营养支持情况的重要依据。

（5）临床监测的基本项目。

①中心静脉插管后检查有无并发症，应摄X线片。

②插管导管部位的皮肤应每天更换敷料，并用碘制剂做局部处理。

③准确的输液速度，最好用输液泵。

④每3～7d测1次体重。

⑤测上臂中点周径及皮褶厚度，每2周1次。做血常规检查，每周1次。

⑥测体温、脉搏每天4次，测血压每天1次。

⑦留24h尿，记尿量。记总出入液量。

⑧病房主治医师、住院医师及护士至少每天讨论病情1次。

⑨使用临床观察表格，逐日填写。

（6）实验室监测：一般含氮平衡、血浆蛋白、血糖及电解质等项目，每天分析尿的K、Na、UUN的排出量。

（五）营养支持的并发症及其预防

1.肠外营养支持的并发症及其预防

（1）中心静脉置管、输液等技术问题所致的并发症。

①穿刺置管的并发症：锁骨下静脉穿刺中心静脉置管术，可能发生副损伤如气胸、血胸、液体输入胸腔或纵隔、穿刺针误入锁骨下动脉，误伤臂丛神经、胸导管，膈神经、气管等。插管时或以后还可能发生空气栓塞。导管质量不好者可能穿破上腔静脉引起大出血，还可由于导管插入过深进入右心室，引起心肌激惹、心律不齐以及损伤瓣膜，幸而很少发生。

术者熟练掌握技术，认真按照操作规程和解剖标志进行，绝大多数并发症是可以避免的；即使发生一些小的问题，处理得当也不致引起严重后果。经颈内静脉的中心静脉置管方法可减少和避免上述并发症。PICC最为安全，但应注意静脉炎的预防。

下述情况应避免做锁骨下/上静脉穿刺：a.全身肝素化或凝血机制有严重障碍者。b.严重肺气肿患者，肺尖部位过高易发生气胸者。c.胸廓畸形致解剖标志不清楚者。d.做过颈或胸部手术，改变了解剖关系者。

②感染：感染的发生率在早年应用肠外营养支持时较高。如北京协和医院1971—1974年与感染有关的总并发症率高达5%。感染的原因是导管系统以及营养液的污染，如置管当时无菌操作不够严格，也可能是在疗程中护理不周所致。经导管加入药物或经导管取血会增加污染的机会，故应视为禁忌。此外，患者体弱，应用多种抗生素以及激素治疗，在肠外营养患者容易招致真菌感染，故尤须警惕。但自从采用完全封闭输液装置，输液线上安置微孔滤器以及禁止经插管零星加药、抽血等后，导管有关脓毒症发生率已显著降低。

在治疗过程中出现感染迹象和不明原因的发烧，应时刻想到与导管和输入物有关。检测输液瓶内残液，做细菌培养和血培养，拔出导管时管尖做细菌培养，感染往往可以得到及时诊断和控制。

（2）与代谢有关的并发症。

①与输入高渗葡萄糖有关的并发症：a.高血糖和低血糖。应用由脂肪供应40%~50%的热量后，此并发症已很罕见。应用肠外营养初期，易发生的并发症为高浓度葡萄糖输入时及输入后带来的问题。据Ryan统计，1980年前接受肠外营养治疗者中有15%的患者曾发生超过22.4mmol/L的高血糖；9.5%的患者于停输葡萄糖后发生过低于2.8mmol/L的低血糖。高血糖所致的高渗性利尿脱水并非少见。尤其在严重感染、外科创伤、水和电解质原来失衡的基础上，或应用某些药物使渗透压进一步升高，或药物影响机体对糖的耐受时，肠外营养输入高糖，如不掌握好单位时间内输入量，机体不能适应，就可出现高渗利尿，脱水甚至达到相当严重程度。重要在于预防，只要调节好单位时间输入量，并注意临床反应如有无利尿、出入量平衡等，辅以实验室检测血糖、尿糖等，常可及时发现高血糖。治疗上在某些患者需加用外源胰岛素，在应激状态下，有时是必需的。b.非酮性高渗性昏迷。应用脂肪供应40%~50%热量后，此并发症已很罕见。在血糖高达33.6~39.2mmol/L时可产生非酮性高渗性昏迷。c.肝脂肪变性。在较长期输入过量葡萄糖又缺乏必需脂肪酸情况下可发生，也和营养不良本身有关。故近年学者多不主张长期单纯用葡萄糖供给高热量。适当输脂肪乳可减少肝脂肪变性的发生。有动物实验表明，左旋肉毒碱强化的肠外营养能进一步减少肝脏脂质的含量。

②与输氨基酸有关的并发症：a.高氯性代谢性酸中毒和高血氨症。20年前较

多见，主要为过多地输入了含氯离子的氨基酸盐和游离氨高的氨基酸溶液所致。肝肾功能不全者更易发生，小儿也容易发生。纠正的方法为改用氨基酸的醋酸盐，并用含游离氨基的氨基酸溶液。近年已很少发生。b.肝毒性反应。临床上常可发现肠外营养疗程中转氨酶、碱性磷酸酶以及血清胆红素升高等。一般认为是由于患者对氨基酸的耐受性不良所致；但长期应用高糖，小儿较长期应用脂肪乳剂亦可发生，尤其缺乏必需氨基酸时。此种肝毒性反应一般是可逆的。此外，目前的氨基酸溶液又用二硫化钠作为色氨酸的稳定剂，其分解产物有毒性，可致肝损害。不用/少用含这种稳定剂的氨基酸溶液，可减少这种并发症的发生。c.肝功能不正常的患者，输入含色氨酸、苯丙氨酸量高的溶液，由于芳香族氨基酸量大，可以改变血浆氨基酸谱，引起脑病。在这种情况下可输含支链氨基酸（亮氨酸、异亮氨酸和缬氨酸）高的溶液，各种商品氨基酸溶液成分不同，应用前要细读说明书。

③重要营养基质的缺乏：实质是营养不良问题，而不是并发症，但其发生与肠外营养的某种基质，如维生素、微量元素、氨基酸等供给不足有关。此处仅选4种，提请注意。a.低血磷症。20世纪70年代由于认识不足，低血磷症时可发生。严重的低血磷症可表现为昏睡、肌肉软弱、口周或肢端刺痛感、呼吸困难甚至发生昏迷抽搐，血中红细胞2，3-二磷酸甘油酸（2，3-DPG）降低等。但只要每日按需要量补充就可完全预防，如用静脉磷制剂Glycophos。b.锌缺乏症。临床可发生口周、肛周红疹、出血性皮疹、皮肤色素沉着、脱发、腹痛、腹泻或伤口愈合不良等。由于锌是许多重要酶所必需的元素，并和免疫功能有关，故严重锌缺乏的患者往往显得很危重。对肠外营养治疗的患者补充足够的锌，如静脉微量Addamel N，就可预防这种并发症。c.谷氨酰胺缺乏症。目前的商品氨基酸混合液均不含谷氨酰胺。胺能促进氮平衡，保护肠黏膜，减少细菌移位和肠道毒素入血。故值得注意并予补充。现有丙氨酰—谷氨酰胺制剂如力太、尔太，输入体内可迅速分解为谷氨酰胺和丙氨酸，从而有效补充了谷氨酰胺。d.其他并发症。长时间肠外营养患者可发生胆汁滞留性肝炎，认为和胆汁中水分减少有关。有的患者在应用肠外营养半年以上后，出现胆囊胀大的现象。这可能和长期不经口进食有关，十二指肠/空肠/回肠黏膜缺乏刺激，胆囊收缩素（CCK）、IgA的分泌减少也有关。

2.肠内营养支持的并发症及其预防

肠内营养支持时，由于胃肠本身的吸收和调节作用，代谢性并发症很少见到。但经空肠造瘘输入过快或浓度过高，可发生倾倒综合征或腹泻等。尤其依赖重力滴注而不用输液泵，因受腹腔压力影响，滴入不均匀而时快时慢，有些患者难以适应。故最好用输液泵保持恒速输入。

此外，配得的营养液在温度高的条件下易滋生细菌和霉菌，输入后也易引起腹泻等。故需放在冰箱内，用时取出，并需适当加温。要想到并发症的可能，并给予注意。肠内营养的并发症不难预防和处理。

第三节　老年骨折患者围手术期血栓风险及预防

流行病学调查证实亚洲骨科大手术患者具有很高的深静脉血栓发生率，特别是髋膝置换及髋部骨折患者，心包积液的栓子80%来源于下肢深静脉及盆腔静脉丛，所以关节置换围手术期常规预防深静脉血栓非常重要。

一、静脉血栓栓塞症及深静脉血栓的危险因素

任何可能引起静脉损伤、静脉血流停滞及血液高凝状态的原因都是静脉血栓栓塞症的高危因素，其中骨科大手术（全髋关节置换术、全膝关节置换术和髋关节周围骨折手术）是极高危因素，其他继发性危险因素包括：老年、创伤、既往静脉血栓栓塞病史、肥胖、瘫痪、制动、术中应用止血带、全身麻醉、恶性肿瘤和慢性静脉瓣功能不全等。

（1）高危因素：下肢骨折，髋膝关节置换术，严重创伤，3个月内因房颤房扑、心衰、心肌梗死住院，既往静脉血栓栓塞症，脊髓损伤。

（2）中危因素：膝关节镜手术、自身免疫性疾病、输血、中心静脉置管、化疗、感染、炎症性肠道疾病、产后、卒中瘫痪、癌症（转移癌）、口服避孕药。

（3）低危因素：卧床超过3d、高血压、糖尿病、久坐不动、高龄、肥胖、

静脉曲张。

二、静脉血栓栓塞症的危险度

上述危险因素越多，发生静脉血栓栓塞症的风险越大，肺动脉血栓栓塞症可迅速致呼吸循环衰竭，甚至猝死。骨科大手术围手术期深静脉血栓形成的高发期是术后24h内，凝血过程持续激活可达4周，深静脉血栓形成的危险性可持续3个月。骨科手术患者发生静脉血栓栓塞症的危险分度如下（表6-1）：

表6-1　骨科手术患者发生静脉血栓栓塞症的危险分度

危险度	判断指标
低度危险	手术时间<45min，年龄<40岁，无危险因素
中度危险	手术时间<45min，年龄40～60岁，无危险因素
	手术时间<45min，有危险因素
	手术时间>45min，年龄<40岁，无危险因素
高度危险	手术时间<45min，年龄>60岁，有危险因素
	手术时间>45min，年龄40～60岁，有危险因素
极高度危险	手术时间>45min，年龄>40岁，有多项危险因素
	骨科大手术、重度创伤和脊髓手术

三、预防对策

（1）术前进行预防静脉血栓的宣教工作，鼓励患者勤翻身、早期功能锻炼及下床活动等。

（2）应联合使用物理预防（如足底静脉泵、间歇充气加压装置和梯度压力弹力袜）和药物预防。在有高危出血风险的情况下可先使用物理预防方法，但当出血风险降低时，仍应联合两种方法。

（3）对接受全髋关节置换术、全膝关节置换术和髋关节周围骨折手术等手术的患者，在院期间推荐低分子肝素皮下注射，出院后推荐口服利伐沙汀。

（4）麻醉中涉及椎管的操作（包括术后硬膜外镇痛后导管的拔除），应在拔管8h后应用抗凝药物。

（5）以下情况应酌情行静脉超声、D-二聚体及肺动脉CTA等检查并请血管外科会诊：既往有血栓病史，下肢明显肿胀，或近期有呼吸困难、咯血、晕厥病史，术后出现下肢肿胀伴疼痛，术后胸闷、咯血、低氧血症等。

（6）应用抗凝药的患者应定期复查凝血指标，注意观察有无远离切口皮肤瘀斑形成等。

第四节　老年骨折相关性感染风险及预防

骨折相关性感染（Fracture Related Infection，FRI）是创伤骨科一种常见的严重并发症。

一、骨折相关性感染的诊断

（一）确定性诊断标准

（1）瘘管、窦道或伤口裂开。
（2）伤口流脓或术中发现脓液。
（3）两个独立点深部组织培养标本或内植物表面标本发现同样的细菌。
（4）术中取出的深部组织标本经组织病理学检查确认存在微生物。

（二）提示性诊断标准

1.临床表现（任何1个）
（1）疼痛（不负重，随时间延长不断加剧，新发的）。
（2）局部肿胀。
（3）局部发红。
（4）局部皮温增高。
（5）发热（口腔内温度超过38.3℃）。

2.影像学特点（任何1个）

（1）骨溶解（骨折端，内植物周围）。

（2）内固定松动。

（3）死骨形成（逐渐形成的）。

（4）骨愈合进程受阻（骨不连）。

（5）骨膜反应（出现在非骨折部位或已愈合的骨折部位）

3.发现致病菌

术中深部组织或内植物表面（包括超声清洗液）的1份标本培养发现致病菌。对于组织取样，应当分别用清洁的器械至少取样3次（不能取自浅部组织或窦道的拭子）。对于关节邻近部位的骨折存在有关节积液的情况，可以进行无菌穿刺以获得培养标本。

4.升高的血清炎症标志物

对骨科创伤病例应谨慎解读。血清炎症标志物（红细胞沉降率、白细胞计数、c-反应蛋白）出现二次上升（特指在第一次升高后降低）或者一段时间内的持续增高，在排除其他原因所致感染的情况下可以认为是提示性诊断。

5.伤口渗出

术后数天新发的其他原因难以解释的持续性不断增加的伤口渗出。

6.关节感染

对新发关节积液的骨折病例，外科医生需留意FRI可能存在于以下两种情况所致的邻近关节感染。

（1）内植物穿破关节囊（股骨髓内钉）。

（2）关节内骨折。

二、骨科相关感染的预防

（一）预防给药

（1）手术范围大，时间长，感染风险增加。

（2）异物植入手术（术后切口感染：金葡菌）。

（3）高龄或免疫缺陷等高危人群。

（4）皮肤情况差，感染风险大。

（二）给药方法

（1）术前0.5h给药，使手术切口暴露时局部组织已达到杀菌药物浓度。

（2）手术＞3h，或失血量＞1500mL，应在术中给第2剂，抗菌药物有效浓度覆盖手术及术后4h。

（3）肝肾功能减退患者抗生素的使用。

①主要由肝脏清除，但并无明显毒性反应的大环内酯类、克林霉素等。

②主要由肝脏清除，肝功能减退时其清除物或代谢产物形成减少，可致明显的毒性反应，如磺胺类、氯霉素、氨苄西林酯化物、大部分抗真菌药及抗结核药。

③主要经肾脏清除，如青霉素、大部分头孢类、氨基糖苷类（庆大霉素、阿米卡星等）、万古霉素等。

④经肝肾两种途径代谢，如哌拉西林、头孢哌酮、头孢曲松、氨曲南、抗病毒药、喹诺酮类（氧氟沙星、莫西沙星）等，对术前已有感染的患者，抗生素使用应按治疗性应用而定。

第五节　围手术期的疼痛管理

疼痛可导致患者产生焦虑、烦躁、失眠、血压升高、术后谵妄等一系列生理、病理和心理的变化，甚至影响术后的预期效果和术后康复。随着医疗体系的全面发展，对诊疗质量也提出更高的要求，特别是对疼痛的管理，要求医护人员规范疼痛管理流程，完善疼痛评估体系，为患者制定个性化的镇痛方案，在术前即应评估疼痛，考虑术后的镇痛方案，并与患方达成一致，尽量将疼痛控制在微痛之内，使患者舒适度过围手术期和功能康复期。

一、骨科围手术期镇痛目标

（1）减轻术后疼痛（疼痛评分＜3分，24h疼痛频率＜3次，24h内需要解救药物<3次）。

（2）提高患者对手术质量的整体评价。

（3）使患者更早地开展康复训练。

（4）降低术后并发症。

二、常见骨科手术的术后疼痛程度

轻度疼痛常见于关节穿刺术、局部软组织手术、内固定取出等；中度疼痛常见于关节韧带重建术、椎板切除术、脊柱融合术等；重度疼痛常见于关节置换术、骨肿瘤手术、骨折内固定术、截肢术等。

三、围手术期镇痛的要素

疼痛宣教、合理评估疼痛、多模式镇痛、个体化镇痛、超前镇痛。

四、围手术期镇痛的用药途径

（1）静脉PCA（患者自控静脉镇痛泵）：阿片类药物用量个体差异大，镇痛效果不完全，常见副反应包括胃肠道反应（37%）、认知障碍（34%）、皮肤瘙痒（15%）、尿潴留（12%）、呼吸抑制（2%）。

（2）局部PCA（局部伤口麻醉灌注系统）。

（3）神经阻滞。

（4）关节周围注射（鸡尾酒疗法）：手术结束前关节周围（后关节囊及关节周围）注射，NS100mL+肾上腺素0.3mL+罗哌卡因200mg+吗啡5mg或芬太尼100μg。

（5）口服止痛药。

（6）外用止痛药（贴剂）。

五、三级阶梯镇痛模式

首先进行疼痛评估：轻度疼痛（疼痛评分≤3分）给予NSAIDs类药物（如西乐葆等）或非药物治疗；中度疼痛（疼痛评分4～6分）给予弱阿片类+NSAIDs类药物；重度疼痛（疼痛评分≥7分）给予强阿片类药物+NSAIDs类药物、辅助药物、非药物治疗等。其次需要反复评估，及时调整用药及剂量，保证患者处于无痛或微痛状态。

六、常见口服止痛药的分类

（一）NSAIDs类

包括传统NSAIDs（非选择性COX）和选择性COX2抑制剂。非选择性COX包括阿司匹林、萘普生、吲哚美辛、布洛芬（活动性溃疡、出血）；选择性COX2抑制剂包括依托考息、美洛昔康、洛索洛芬钠；特异性COX2抑制剂包括塞来昔布（西乐葆）及注射用帕瑞昔布。

（二）中枢类镇痛药

强阿片类：羟考酮、尼松、吗啡（呼吸抑制）、芬太尼；弱阿片类：可待因、哌替啶、诺扬；非阿片类：曲马朵用于急性中重度疼痛，骨骼肌肉止痛一线用药，副作用小。

（三）复方制剂（NSAIDs+阿片类）

氨酚羟考酮（羟考酮5mg，对乙酰氨基酚325mg）；氨酚曲马朵（曲马朵37.5mg，对乙酰氨基酚325mg）；洛芬待因（布洛芬200mg，可待因13mg）；萘普待因（萘普生，可待因）。

第六节　老年骨折患者心理特点与护理措施

一、老年骨折患者心理特点

（一）焦虑与恐惧心理

老年骨折患者大多是意外造成的，受伤后便会出现疼痛及功能障碍，严重者甚至导致截瘫。在没有任何思想准备的情况下，极易给患者带来恐惧心理，导致患者食欲不振、营养缺乏、睡眠功能紊乱、情绪紧张、抵抗力减弱等发生概率增大，进而严重干扰骨折的愈合与康复。

（二）依赖心理

老年骨折患者在入院后极易产生依赖心理，自理能力的下降，环境的改变，使患者的情感变得异常脆弱，希望得到亲人无微不至的照顾，任何事都不想自己动手，丧失了主观的能动性，产生了极度依赖的心理。

（三）孤独寂寞心理

在老年骨折患者中，孤独寂寞心理是最为常见的心理特点，尤其是卧床后丧失了劳动能力，极易产生孤独寂寞感，长期住院的患者由于对亲人的依赖与想念也会产生孤独寂寞感，通常患者可表现为情绪低落、表情淡漠，严重者可导致抑郁症。

（四）悲观心理

老年骨折患者在受伤后由于身体功能障碍、恢复时间漫长、预后较差、思想负担严重、担心给家里带来经济负担、生活自理能力的下降等都可导致悲观心理，严重者可产生轻生念头。

二、老年骨折患者心理护理措施

（一）减轻或消除恐惧心理

护理人员在为老年患者做任何护理操作和治疗前，都要向患者解释其目的及注意事项，取得患者的配合。当患者产生恐惧心理时，护理人员要面带微笑，予以理解和尊重，通过有效的沟通缓解患者的恐惧心理，给予安慰。鼓励患者主动做一些力所能及的事，转移注意力，增强战胜疾病的自信心。

（二）鼓励患者自理

老年骨折患者由于生理功能的改变，生活需要依赖他人，希望亲人给予更多的关怀与照顾。在病情允许的前提下，提高患者自理能力，减少不必要的帮助，增强患者的自信心是极其重要的。建立良好的护患关系、医患关系及病友之间的关系对于消除寂寞恐惧心理是极其有效的。老年患者虽表面沉默，但内心情感十分丰富。护理人员要主动与患者交流沟通，可鼓励患者参加一些力所能及的活动。

（三）提高患者的安全感

老年骨折患者在入院以后，家属的关心、支持是非常重要的。护士应缓慢而亲切地为患者介绍病室的环境，使患者快速地适应新环境，使其感到温暖。还要耐心地为患者讲解疾病的相关知识，多帮助多解释，加强健康宣教，与患者建立良好的护患关系，帮助患者树立信心。如果保持良好的心态，睡眠及饮食情况也会有所改善，对于疾病的康复具有很大帮助。

（四）分散不良情绪

老年患者心理敏感，骨折后大多数表现得沉默寡言拒绝沟通，情感异常脆弱，希望得到家人和朋友无微不至的照顾。作为护理人员，应鼓励患者表达自己悲伤或不满的情绪，及时给予安慰，做到有情、有礼，体现尊重。防止患者因不良情绪影响而产生悲观心理甚至轻生。

第七节　跌倒与二次骨折护理预防

跌倒是老年人骨折最常见的原因，通常是从站立高度跌落。跌倒导致骨折是老年人住院最主要的原因之一，且骨折1年内因并发症死亡的风险很高。骨质疏松症或骨量减少意味着低骨密度，即使轻微的跌倒亦可导致骨折。这种骨折通常称为"脆性""骨质疏松性"或"轻微创伤性"骨折，在50岁以上的人群中最常见，这一人群也是骨质疏松症高危人群。

据报道，脆性骨折的累积风险在女性中达到51%，男性为20%，这对医疗服务提出了重大挑战。高达5%的跌倒可导致骨折，其中髋部骨折占1%。在所有脆性骨折中，髋部骨折是个体造成的后果最为严重，发病率高、死亡率高、功能障碍程度重。多数髋部骨折患者需要住院治疗，并可能出现严重的并发症甚至死亡。即使轻微的骨折，如腕部骨折，也会导致严重的损伤及与合并症无关的早期死亡。相对健康、活跃的老年人发生骨折的时间可能晚一些，但他们的护理会更加复杂。因此，做好跌倒和骨质疏松症的一级和二级预防势在必行。

预防跌倒是预防骨折的关键，跌倒的影响是多方面的，包括对生理、心理和社会的影响。跌倒和害怕跌倒会导致活动能力受损，对再次跌倒的恐惧会导致孤独、自尊受损、焦虑和抑郁。因此，即使未发生骨折，也必须考虑跌倒或多次跌倒所造成的影响。这些由低能量跌倒导致的骨折需要整体的、以人为中心的评估和二次骨折预防：识别骨质疏松症，开始并维持治疗以及预防再次跌倒。在过去的15~20年间，国际上已经实施了二级预防或再次骨折预防模式，即"骨折联络服务"。这项服务的目的在于，识别脆性骨折人群，帮助他们获得所需的治疗并维持治疗，以减少二次骨折的发生率。据了解，治疗和随访能够预防至少50%的二次骨折。然而，尽管骨质疏松症患者具有脆性骨折的特征，但是仍有很多患者并未得到相应的诊断和治疗。本节旨在探讨通过循证干预实施跌倒与二次骨折预防策略。

一、跌倒

跌倒主要发生在65岁以上的人群中，约有30%的老年人每年至少发生一次跌倒，80%的中轴骨骨折是由于跌倒造成的。这取决于患者的年龄、性别、国家和种族因素，80岁以上则增加至50%，尤其是住在养老院的老年人，有一半会发生反复的跌倒。跌倒是由多因素造成的，有研究报告了老年人跌倒的原因及危险因素。

（一）跌倒的原因及危险因素

了解老年人跌倒原因是评估的重要部分，能够为循证干预提供支持。众多研究调查了最有可能导致跌倒的因素。

内在因素：个体特异性，包括个人的特征及其身体状况，如肌少症和其他与年龄相关的情况。还有性别、步态、体能、平衡感、肌力和有氧健身、眩晕和头晕、视力和听力障碍、认知障碍、心血管疾病、药物（尤其是精神类药物）和抑郁。

外在因素：室内和室外环境中存在跌倒的危险因素，如不合适的鞋子和衣服、家居照明、地板、容易绊倒的障碍物、未安装扶手以及家具不牢固。

（二）筛查和评估

筛查和评估的目的是促进干预措施的实施，从而降低跌倒发生率、改善患者结局。筛查和评估这两个术语通常可以互换使用，但筛查决定是否需要评估，评估需要搜集更详细的信息，用以指导制订预防计划以满足个人需求。有许多工具可以帮助医护人员进行跌倒筛查和评估。

所有老年人，无论生活在社区还是养老机构，都应定期进行跌倒风险筛查，以便医护人员对老年人进行详细的评估和多学科干预。最重要的筛查和评估方法是定期询问所有接受医疗保健服务的老年人在过去的一年中是否发生过跌倒，如果他们在过去的一年中发生过跌倒，则需要询问跌倒的频率和性质。观察老年人的行走方式是识别跌倒高危人群的简单方法；关注行走缓慢、不对称、拖拉和步态不稳的人群。如果从椅子上站起来很费劲，则意味着存在因肌力减退导致跌倒的风险。这些观察结果可以识别出那些因肌少症而需要进行干预的人群。

下列为老年人跌倒筛查工具示例：

（1）修订版跌倒效能量表：包含14个条目，由患者报告他们对日常生活活动的信心。

（2）计时起立-行走测试（TUG）：测试者从椅子上站起来，走2米，然后返回椅子上坐下。所用的时间代表跌倒的风险。

（3）30秒坐立测试（30CST）：从椅子上反复站立，关注与功能能力有关的跌倒风险。

（4）Tinetti步态和平衡量表：侧重于对慢性残疾的步态和平衡的详细评估。

（三）跌倒预防策略

跌倒预防策略非常复杂。减少骨折风险最合适的预防措施取决于危险因素。对于住院患者，计划出院的地点是一个重要的考虑因素。干预措施是针对多因素的多元策略，目的在于有针对性地处理个体的危险因素。

1.环境

跌倒大多数发生在家中。为了确定多元策略中的环境变化，无论居家还是住院，或者即将出院回家，对家庭环境进行评估都至关重要。应由一名具备识别问题以及能提出改进建议能力的专业人员进行评估。家庭环境评估涉及以下几个方面：地板、照明、不牢固的家具、卫生间和浴室、容易绊倒的障碍物、烹饪设施的安全性以及家中和庭院中其他可能导致跌倒的问题。改造家庭环境的计划包括一些简单的措施，如移走地毯和其他容易绊倒的障碍物、重新放置家具、提供简单的辅助设备（如便桶）以及抬高马桶座圈。更复杂的改造包括安装扶手、警报系统和其他建筑物改造。住宅设施的环境设计必须考虑到以上问题。

2.锻炼

预防跌倒的运动策略是注重平衡、力量训练和有氧健身，目的是增强稳定性和抗跌倒能力。基于团体和家庭的锻炼计划可以降低跌倒的风险，同时也可以减轻患者对跌倒的恐惧。建议在开始自我主导的家庭锻炼计划之前，先进行监督下的锻炼，以增强患者的力量和稳定性。物理治疗师或运动生理学家是理想的团队成员，负责监督不同方式的定期训练课程。

3.视力

视力障碍是跌倒的常见危险因素，它影响平衡和躲避障碍的能力、距离判断和空间感知能力。应进行正式的视力评估，同时减少环境中的障碍物并支持自身的应对机制。

4.用药评估

老年人服用多种药物是跌倒的重要原因，尤其是精神类药物。英国国家卫生与临床优化研究所（NICE）推荐，根据专家建议调整药物剂量或停服，尤其是服用精神类药物的患者。同时，评估心脏用药，必要时减少药物治疗，尽可能降低心血管事件发生的风险。低血压是跌倒的常见原因，在心力衰竭中很常见，但一些药物可以改善心力衰竭患者的生活质量。如果没有出现头晕，应依据权威心脏专家的意见调整用药，尽可能提高心力衰竭患者的生活质量，同时也可以降低跌倒风险。

5.鞋子和足部护理

鞋子的改良和足部护理是跌倒预防最基本的措施。足部疼痛和无力、运动范围缩小、畸形和不合适的鞋都是危险因素。许多有跌倒风险的人患有2型糖尿病，因此有必要让患者了解每天检查足部（包括足底）的必要性，尤其在开始锻炼计划时，以便尽早发现潜在的压疮或皮肤破损。建议所有老年人穿有支撑力的鞋子，避免在家里穿拖鞋或穿着袜子走路。足踝科医生是多学科团队（MDT）的重要成员，发现足部问题时，需要咨询专家进行处理。

6.害怕跌倒

对跌倒的恐惧是之前跌倒导致的心理后果。恐惧导致焦虑、信心丧失，增加了衰弱和再次跌倒的可能性。医护人员应认识到患者是因为害怕跌倒而不愿意活动。当要求患者尝试活动时，其紧紧抓住辅具的表现，提示患者存在焦虑。这是一个复杂的问题，需要多因素、多学科的方法解决。虽然有关减少跌倒恐惧的具体干预证据有限，但可以通过设定短期和长期目标逐步和耐心地引导患者活动来减轻恐惧的影响，应支持、鼓励患者在助行器辅助下活动，允许患者有充足的时间来完成活动，并提供大量低强度、高频率的锻炼机会。

7.跌倒预防路径和指南

根据已制定的跌倒预防路径和指南，指导有效的评估和计划，以及多因素干预的实施与评价。当地指南有助于指导实践。这些路径和指南有助于协作和整合，将紧急服务、紧急护理、二级和初级保健服务结合以协调护理工作。通过对预防跌倒及益处进行教育和宣传，有助于将需要这种路径的患者（及其家庭或照护者）纳入路径中。

三、二次骨折预防

脆性骨折是发生更多骨折的信号，因此必须启动能够预防至少40%再骨折的医疗保健服务。遗憾的是，全球范围内的医疗保健系统往往不能提供这种服务，有以下4种原因：

（1）没有专业组织负责识别和治疗这类患者的群体。

（2）由于脆性骨折患者没有被告知他们患骨质疏松症的可能性很高，因而很多患者并不知晓自身患有骨质疏松症，导致骨质疏松症患者的发病率被错误地报道为较低。

（3）由于医疗团队并未在其医疗记录中使用脆性骨折术语通知编码人员，因此健康记录中的脆性骨折编码记录不良。

（4）即使识别出脆性骨折，也缺乏可参考的国际规范。

以上原因导致卫生系统没有意识到采取措施的必要性，未能实施有效的二级预防服务来降低再次骨折的发生率，改善脆性骨折患者的生活质量，降低包括髋部骨折在内的所有脆性骨折的死亡率。

尽管国际上有证据表明"骨折联络服务"（一种系统的二次骨折预防服务）可以降低再次骨折的发生率，并显著降低成本，但仅有约20%的人接受了二次骨折预防服务。

（一）骨折预防服务和指南

国际骨质疏松症基金会（IOF）发起了以"攻克骨折"为主题的行动，确定了实施骨折联络服务的基本要素和评价骨折联络服务的最佳实践框架。目的是规范服务程序，确保为所有脆性骨折患者提供以下服务。

（1）确定是否需要结构化的护理程序，目的是预防再次骨折。

（2）了解改善骨骼健康的必要性以及如何通过与医疗团队共同努力实现这一目标。

（3）调查骨骼健康情况，了解骨质疏松症易感性和再次骨折的诱因。

（4）获得当地的医疗和护理服务，如跌倒预防服务和康复项目。

（5）初级和二级预防卫生保健团队密切协作，确保以个体/家庭为中心的护理无缝衔接。

（6）长期进行定期随访提高治疗依从性，定期用药评估，确保治疗有效。

骨折联络服务（FLS）必须在多学科下实施，所有团队成员运用行为改变方法支持以患者为中心的护理，支持自我管理是关键。

该项服务可以基于初级或二级医疗机构，但必须包括一个基于协调员的系统，该系统由国际上称为骨折联络协调员的人管理。骨折联络协调员，通常是由高年资护士或物理治疗师担任，他们的职责是了解脆性骨折患者的需求并提供支持，帮助患者了解评估和持续治疗的必要性。协调员与进行医学评估和治疗的医生密切合作，医生来自各医学专业，包括但不局限于骨科、初级保健医生、专科医生、风湿病科医生、内分泌科医生、老年专业医生、康复和疼痛专业医生。在一些地区，护士在一定时间范围内与医疗部门协作，进行一些医疗评估和制定治疗方案。

在FLS范围内应用团队方法对患者进行护理能够确保提供最佳实践护理，并促进初级保健提供者（如医生、跌倒预防和相关机构）和二级保健提供者（如骨科和急救护理团队）之间的协作。这种团队协作方法能够为脆性骨折患者提供支持，实现无缝隙护理，确保对患者进行骨骼健康及并发症预防健康教育的连续性。

骨折联络协调员的职责包括如下：

（1）负责获得服务的患者与多学科团队及医院内医疗服务之间的联系，尤其在社区和初级保健医生中；同时，推进和规范正式沟通程序。

（2）协调团队工作，指导实施该服务。

（3）通过多学科团队成员的合作，创建和维护评估、治疗和效果的记录文件。

（4）领导质量改进项目的开发、实施和评价，确保按要求持续改进服务。

（5）支持和鼓励团队成员通过自学和教育扩展在现代骨折预防方面的知识。

护理模式不同，干预结局也有所差异。Ganda等人通过对报道的骨折联络服务（FLS）的常见模式进行回顾发现，护理模式干预强度越大，越具成本效益，改善了生活质量。Nakayama等人也证明了这一点，在其研究中，将一个实施FLS干预强度大的医院与未实施FLS的医院进行比较，发现髋部骨折的住院人数比未实施FLS的医院少40%。

（二）患者经典处置流程

识别需要骨折联络服务的患者可能是最耗时的部分，因为这部分患者的医疗记录中通常没有写明"脆性骨折"，而仅仅记录为"骨折"。因此，在这项服务发展初期，需要团队指导和支持骨折联络协调员建立一个系统，最终目的是识别所有需要该服务的患者。

椎体骨折约占所有类型骨折的4%，通常因"无声无息"而被诊断为背痛，因此需要特别关注这一隐匿症状以发现潜在的骨折患者。

1.与需要骨折联络服务的患者的首次对接

在首次交谈中，需要向患者解释转诊至该服务的原因，并阐述脆性骨折和骨质疏松症的性质、需要进行的检查以及可能的后果。所有初步交谈都应简短，目的是帮助该患者和（或）其家人了解为什么他们需要这项服务。当患者理解消化了之前的信息后，我们可以与其进行更深入的交流。

2.评估

开展骨健康全面评估和整体健康状况评估至关重要。评估内容包括脆性骨折的发生机制、合并症和必要的检查。骨折的概率可使用诸如世界卫生组织骨折风险评估工具（FRAX®）或Garvan骨折风险评估工具等进行评估。尽管这些工具仅提供指导作用，且在应用时对影响得分的变量应结合临床经验，但它们可以为脆性骨折患者的评估和治疗提供帮助。

检查包括：

（1）用双能X线骨密度仪（DXA）进行骨密度扫描，对比其他检查方法（如CT），其辐射剂量较低。

（2）血清维生素D、钙水平以及甲状腺功能检查和其他可以提示骨质疏松症病因的检查。

3.健康教育

健康教育是一项持续的、根本的策略，贯穿和患者的所有交流中。其目的是以适合其理解的方式为该患者及其家庭/照护者提供支持。进一步的目标是使患者能够对自身的医疗需求进行自我管理，配合治疗，与医疗团队有效地合作，遵医嘱治疗，并定期复查，以确保治疗有效。通过健康教育，缩短骨质疏松症治疗的缺口。

这些谈话加上正式的团队健康教育，有助于慢性疾病患者保持其健康状态。在交谈过程中需要掌握良好的沟通技能，同时要认识到他们可能无法在一次谈话中获取所有的信息。因此，建议从事这项工作的专业人员接受行为改变策略方面的培训。

4.制定个体化方案

明确诊断后，需要为患者制订个体化的护理计划，列出商定的治疗要素，包括患者或团队将如何实现这些要素以及如何获得所需的服务。患者将为他们的自我管理计划设定一些目标，并在商定的时间内检查是否达到这些目标，以确保患者和他们的医疗团队能够成功地预防下一次骨折。

5.评价

骨折联络协调员负责保存接受该服务的患者治疗进展的记录文件，并与团队成员和患者分享这些进展。能够让患者看到治疗的进展，对于激励他们维持治疗并定期复查是非常重要的。

第八节　活动、锻炼和卧床并发症的预防

众所周知，运动对身心健康具有积极的影响，这些影响包括控制体重、改善平衡、增加柔韧性和力量、减少焦虑和预防疾病，以及促进独立生活和防止跌倒。就患者而言，能够自主活动、自我照顾并且警惕跌倒是非常重要的。脆性骨折后护理的重要目标是最大限度地恢复患者的活动能力。每一个体的具体目标是由骨折前活动能力和功能状态决定的。对于那些骨折前活动受限、认知功能受损、术后功能状态低下、高龄、多重用药、并发症、抑郁症、营养状况差、缺乏社会支持、不能独立生活的患者，其恢复常常受到影响。许多患者在脆性骨折后再也无法恢复到以前的功能水平，增加了再次骨折、失能和丧失独立生活能力的风险。

应通过多学科团队，评估患者功能恢复不良的相关危险因素，以便对患者实施适当的干预。本节的目的是强调制动的危害和复健的益处，使临床医生能够对每位患者多重且互相关联的因素进行有效的管理，以最大限度地发挥其功能。

一、活动与复健

活动对于健康相关的生活质量和独立能力是非常重要的。对于髋部骨折后的老年人，早期活动尤为重要，因为它有死亡率、功能恢复以及由于损伤、围手术期制动、肌肉无力、疲劳和术后并发症导致的功能下降直接相关。

疼痛限制了复健，并会导致谵妄、抑郁、睡眠障碍和活动差。骨折肢体的肌力不足与剧烈疼痛有关，在未有效控制疼痛的前提下，期望患者进行康复锻炼是有违伦理的。良好的疼痛管理有助于避免康复延迟、术后并发症、延迟出院和活动风险。

同时，患者也会丧失信心，害怕跌倒，并有发生再次骨折和其他并发症的风险。研究发现，年老女性宁愿选择死亡也不愿失去独立活动的能力，这说明心理对患者的影响很大。那些没有早期恢复活动的患者将来可能会感到沮丧，所以重

要的是他们有合乎实际的期望，以避免将来失望。

对恐惧跌倒的管理也很重要，同时需对患者和照护者加强预防跌倒和锻炼重要性的宣教。

影响复健能力的因素很多。随着年龄增加而出现的肌量进行性降低，与肌肉储备减少、肌少症以及制动有关。例如卧床1d，就需要2.5d来恢复行走的肌力。衰弱导致预后不良，影响活动和锻炼的能力。另外还需考虑其他引起活动能力弱、限制功能锻炼的因素，如抑郁症、认知障碍和谵妄。

必须考虑影响脆性骨折后活动能力的因素对锻炼和运动能力的影响，并采取个性化、整体性的方法。不管患者的认知状况如何，骨折前活动正常的患者都应进行活动，重点应该放在步态质量、行走耐力、日常生活活动和安全。

二、锻炼

运动策略、负重类型、运动时机和运动进度取决于骨折和手术的类型，不同骨折和手术后的循证路径存在差异。例如，人工股骨头置换术后，运动可以早期进行；当发生囊外骨折时，运动可能会延迟。通常由手术医生决定患者何时能够部分负重或者完全负重项目，一般来说，通常2d左右下地活动，如果患者机体功能弱，则会适当推迟。但是，推迟负重将会影响患者的功能恢复。在应用植入物和现有的手术技术条件下，大多数患者可以允许负重和不受限制地运动（例如，交叉双腿越过身体中线，避免屈曲或过度伸展）。熟悉基本练习（足、踝关节活动，股四头肌/臀肌/腹肌的静力训练，膝关节伸/屈，髋关节外展）以及功能锻炼是必不可少的。然而，行走可能受到多种实际困难的影响，如伤口引流、静脉输液装置和手术伤口等。

护士应该鼓励患者尽快坐在椅子上进餐，鼓励他们独立完成自我护理和个人卫生。所有医护人员都应鼓励患者独立如厕和行走，并每日对患者的进展情况进行评估，以便及时了解患者需求，避免延误转诊和出院。

有效的疼痛管理是促进患者锻炼、保证良好睡眠和促进康复的关键。应进行疼痛基线评估（疼痛病史、镇痛药服用史），并协调运动和疼痛管理（根据运动安排，在恰当的时机给予镇痛药）。患者自我报告是评估疼痛的金标准。评估应使用数字、言语、面部表情或视觉模拟评分法。需要根据个体反应调整药物剂量，因为有些患者低剂量就能达到镇静作用，有些患者需要高剂量才能达到镇静作用。疼痛管理干预措施不仅包括药物疗法，还应该包括非药物的方法，如经皮神经电刺激、分散注意力、肌肉放松、穴位按摩、热敷/冷敷和放松疗法，应综合应用多种策略。患者自我报告疼痛缓解了20%到30%，即认为疼痛管理有效。

并不是所有患者都能够得到充分的疼痛管理，尤其是痴呆和（或）谵妄患者，因为他们更难以自主表达疼痛，而患者的一些行为（如呻吟、叹息、不安、激动、快速眨眼、面部表情）或生命体征（如心动过速、血压升高）经常会被忽略。有效的疼痛评估需要熟悉患者的情况并从照护者那里获得信息。疼痛可以是急性的（骨折后/手术后30d以内），也可以是慢性的。虽然在最初的几个月中可能会有一些不适，但是患者必须能够区分不适和疼痛。护士应告知患者，何时疼痛加重是不正常的，应如何避免一些牵拉到手术部位的锻炼。

为了尽可能降低跌倒的风险，保证复健的安全，应积极鼓励患者参与自我管理。根据患者需求提供帮助以保持患者的功能和活动能力。即使患者不能独立活动，但也不能静止不动，而是应该在床上或坐在椅子上做简单的活动。护士需要知道如何帮助患者安全地活动，因为住院患者跌倒是护理质量评估的一个指标。

患者健康教育内容应包括镇痛药的类型和服药的时间间隔、在疼痛变得剧烈之前使用药物的重要性、服用镇痛药与锻炼之间的相互协调以及药物间的相互作用。应该提醒患者，运动有助于减轻疼痛。如果他们保持活动的积极性，适当活动与休息，疼痛改善得更快。

三、卧床并发症

近一半的髋部骨折患者会发生至少一种并发症。手术管理能够促进患者早期活动，并防止长期卧床的并发症（例如尿路感染、压疮、呼吸道/心脏/肾脏/胃肠道并发症、静脉血栓栓塞症等）。

（一）静脉血栓栓塞症

髋部骨折后深静脉血栓形成（DVT）的发生率为1%～24%，取决于所采用的筛查方法，而致死性肺栓塞的发生率在0.5%～7.5%之间。由于高龄、骨折、制动、住院和手术，脆性骨折患者更易发生静脉血栓栓塞症（VTE）。其他危险因素包括既往血栓栓塞史、恶性肿瘤、充血性心力衰竭、肥胖症和心血管疾病。

（二）呼吸道和泌尿道感染

院内获得性感染会导致严重后果，必须加以预防。肺部并发症是最常见的术后并发症之一，其发生率可从术前的6.3%增加到术后的10.7%。肺不张和肺炎等并发症导致住院时间延长和死亡率增加。肺部感染的危险因素包括慢性呼吸道疾病、男性、使用类固醇、合并症数量和高龄。

据报道，泌尿道感染的发生率为2%~52%。泌尿道感染与住院时间延长和脏器功能不良有关，通常由留置导尿管引起。留置导尿管还会造成患者活动受限、疼痛、谵妄以及死亡率增加。

由于患者的自理能力受限，医护人员通常在其入院时或者手术后留置导尿管。然而，留置导尿管的原因通常不明确，应特别记录，例如间歇导尿不能解决的尿潴留、会阴区及骶尾的皮肤问题、需密切监测心功能或肾功能或作为临终关怀的舒适措施。与间歇导尿相比，留置导尿管患者尿液培养阳性的可能性更大，每留置48h导尿管，泌尿道感染的风险增加5%~10%。高危人群包括老年患者、妇女、术后脱水和（或）营养不良的患者以及糖尿病或恶性肿瘤患者。

（三）便秘

因为镇痛药、活动受限和缺乏隐私，患者手术后经常出现便秘，但往往被忽视。据报道，69%的脆性骨折患者在术后最初几天出现便秘，有62%的患者到手术后第30d存在便秘。有22.7%的患者术后30d内一直未能重建正常排便模式。危险因素包括脱水、制动、膳食纤维摄入减少、正常饮食习惯的改变和阿片类镇痛药（小剂量也会引起便秘）。阿片类镇痛药引起便秘可能会导致患者拒绝使用止痛药，从而妨碍疼痛缓解和复健。患者可能不会主动告知护士他们的便秘症状，护士可能也没有主动询问。便秘的发生、症状、泻药的使用以及对疼痛管理的影响常常没有得到卫生保健人员的充分重视。

四、活动和复健潜能的评估

运动状态直接影响患者的功能和预后，因此应仔细评估患者的活动、复健以及锻炼能力，同时需考虑患者的功能、认知和心理社会状况。由于护士24h在岗，且有能力进行持续评估，护士不需要依赖其他医疗专业人员就可以确定患者的活动能力。评估活动的标准是主观的，因为评估活动的可量化术语很少使用。

使用机体功能测试（如活动范围）来评估活动存在局限性，因为测试在不同的观察者之间可能不一致。同样，除非在一段时间内进行多次观察，否则观察者可能对患者活动产生干扰，或只能传达患者活动能力的片面信息。

通过对患者进行访谈，可以收集他们对自己的状态、复健强度和问题的看法，但即使这样，也可能因为沟通困难、患者认知障碍以及他们希望表现得比实际情况好而受到影响。

目前，已经开发了几种工具来评估活动和复健能力。包括新活动能力评分、快速床旁指导工具、握力测量、Berg平衡量表、deMorton活动能力指数、修订版老年活动能力量表、计时起立-行走测试、Banner活动能力评估工具、Tinetti评估工具、Barthel指数、Egress测试、功能独立性评定、功能评定量表、平衡与步态量表和老年人活动能力评定。虽然这些工具是在医院使用，可能对急诊科的护士并不适用或者价值有限，但仍需要了解它们应该如何使用，以及它们的有效性、可靠性和实用性以及版权限制。搜集到的信息可以帮助记录病史，并且可以用于比较和记录整个康复过程的进展。

对活动能力的评估不仅与活动本身有关，而且包括个人目标、安全和使用适当的助行器。安全是一个重要参数，护士需要知道如何评估个人风险，如何管理风险，如何使用适当的辅助工具，如何安全地管理每个患者，以及如何确保环境是安全的。

其他更有针对性的评估包括肌肉骨骼系统的评估（如肌量/肌力、肌少症、关节炎、骨质疏松症、神经肌肉骨骼疾病）、骨折前活动能力和生活方式（如依赖程度、不爱活动、自理能力）、认知和心理社会状态、任何视觉和（或）听觉障碍、重要人的陪伴、患者自身对于活动的意愿和信念，以及关于活动与复健的教育需求。

五、活动和复健的循证干预措施

一旦术后患者病情稳定，应尽快开始康复。在这一系列工作中，护士既是多学科团队（MDT）的成员，又可独立推进康复。以患者为中心，与MDT团队以及患者一起设定目标，护士可以帮助患者制定个性化并且能够实现的目标。并制定相关干预措施以支持患者个人偏好，积极鼓励患者自理和独立。当患者转院或出院时，护士应将住院期间实施的成功措施或观察到的风险传达给接收患者的其他卫生保健人员。

护士在患者复健过程的心理和生理准备中发挥着关键作用，他们可以提供持续的激励。通过与患者的治疗性沟通，护士可以确保他们的治疗达到个性化，使患者在巨大创伤后获得支持，获得独立的生活能力，并让患者相信这是可以实现的。在急性创伤病房内，身体活动常常受限，但护士可以鼓励患者保持身体活动性和参与自我保健，从而减少功能下降。

患者教育是一种独立的护理干预措施。护士可以通过教育指导患者了解活动和锻炼的重要性、预防并发症、了解康复计划以及远期预后效果。教育有助于激发患者活动的意愿，因为很多情况下有些患者往往不愿意配合康复治疗。护士需要坚定地鼓励患者活动，但也要避免居高临下地对待他们。患者和照护者的焦虑应该得到关注和解决。家庭成员可以提供支持，通过实际的帮助和心理社会支持来促进患者的康复，家庭成员还是了解患者骨折前状态和喜好的有价值的信息来源。老年患者的优质护理不仅依赖于多学科诊疗团队的良好沟通，同时也与患者和家属密切合作相关。

六、锻炼：评估

在锻炼开始之前，应该全面评估功能水平、日常生活活动能力以及完成这些活动所需的帮助、感觉能力、认知状态和行走能力。这应该包括步态不稳定性和跌倒风险的评估。老年人常常以他们的身体功能如何来看待自己的健康，而不是从疾病的角度，明确他们的力量和其所需的帮助同样重要。应记录基线功能状态，以便于评估进展情况。评估还应包括有关骨折和手术的类型信息（以确定什么锻炼是可行的或不可取的）、行走辅助工具以及人身安全措施。例如，应根据骨折类型以及手杖手柄、步态、高度和稳定性来选择最合适的手杖。

七、锻炼：循证干预

尽早活动会缩短住院时间、改善活动、改善步行距离以及整体功能。虽然骨折前具有良好活动度并且没有认知损害的患者会在康复中获益最多，但对于存在功能限制和（或）认知损害的患者，锻炼也是有益的。增加肌肉力量和活动范围非常重要，因此步行和其他锻炼的目的是最大限度地降低损伤。推荐的术后运动类型、频率和持续时间（有时需要进行X线检查确定内固定的稳定性，并且得到医生的同意）也是重要的因素。复健应该从简单的运动开始，强度逐渐提高。

有证据表明，锻炼的强度越大，持续时间越长，预后越好，而且高强度锻炼的潜在风险似乎越小。某些特定的锻炼方法是安全和有效的，如渐进性抗阻力训练和平衡训练。然而，目前尚没有足够的证据证明加强活动的最佳策略，还需要更多的研究来确定最合适的运动类型、持续时间和强度，以及术后第一天活动的重要性。

护士有多种方式帮助患者遵从锻炼计划并最大限度地发挥其效能。可以鼓励患者保持日常身体活动；还可以教育患者理解功能独立在生理和心理上的意义，评估和治疗患者的疼痛，确保环境安全，强调营养和药物的重要性，并记录干预措施及其效果。

八、卧床并发症的预防

并发症可能由活动限制引起，另外，疼痛、忧虑和因治疗或安全而采取约束措施也会限制活动，这是一个恶性循环，会导致更差的预后甚至死亡。

（一）评估

作为预防策略的一部分，应该评估患者是否存在静脉血栓栓塞症的体征和症状，这些体征和症状可以是非特异性的，包括疼痛（尤其在足背屈时）、压痛、皮肤颜色和温度的变化、水肿，以及肺栓塞的症状，如呼吸困难、胸痛、呼吸频率增加和咯血。然而，即使存在肺栓塞，也可能没有体征或症状，或者以心脏骤停为首要表现。应该结合疾病史和体格检查以排除其他原因。

评估对于识别患者肺部感染风险很重要，例如年龄较大、一般健康状况差、合并其他感染、心肺疾病、营养不良和肾功能受损。护士应评估患者是否存在咳嗽、咳痰、呼吸频率增加、氧饱和度水平、呼吸困难、体温升高、胸膜炎疼痛、鼻涕/喘息、辅助呼吸肌的使用、发绀和精神状态的变化。

尿路感染的评估应包括监测体温、排尿时灼痛/排尿困难、排尿的急迫性和频率、耻骨上或盆腔疼痛、血尿和先前存在的意识混乱再次发作或恶化。还应该评估尿液颜色、浓度、气味、尿量和浑浊度。如果存在无症状菌尿，尤其是老年人，不需要治疗。

便秘的评估应包括每天（周）的排便次数、腹胀不适、腹痛或直肠疼痛、食欲下降、恶心、呕吐、肠梗阻、头痛、疲劳、烦躁、谵妄。护士应记录患者日常排便习惯、便秘严重程度和便秘的改善效果及进展。

（二）并发症的预防

预防并发症能够促进患者积极参与康复。有证据表明活动可以预防血栓栓塞和尿路感染。

1.静脉血栓栓塞症的预防

目前没有足够的证据来制定髋部骨折后预防静脉血栓的方案。与安慰剂相比，阿司匹林可显著降低DVT和PE的发生率，尽管接受阿司匹林治疗的患者需要更多地输血，但出血相关的死亡率相似。然而，阿司匹林还是劣于其他预防方法。髋部骨折患者风险和获益的总体平衡非常复杂。

研究表明，应用肝素能够降低下肢深静脉血栓的发生率，但不能降低PE的发生率。低分子肝素和普通肝素的效果似乎无明显差异。低分子量肝素具有生物利用度高、副作用小、使用方便等优点。治疗通常需要28～35d。除非有禁忌症，低分子量肝素和普通肝素均应在入院时开始使用，术前12h停用，术后6～12h恢复使用。指南指出，磺达肝素的药物预防应持续至手术后4周。磺达肝素在预防血栓方面似乎比国际低分子量肝素更有效，并且两种药在死亡率和出血方面没有显著差异，但并不推荐用于髋部骨折术前。如果术前使用，应在术前24h停用，术后6h恢复。

机械预防也被推荐用于预防静脉血栓，应该从入院时开始，并且应该持续到活动能力恢复为止。间歇性充气加压装置（足底泵）可以减少VTE的风险。抗栓袜是有效的，但是穿起来很困难，有时很痛苦，对皮肤脆弱或血管功能不全的人或者不正确的穿着方式还可能造成皮肤损伤。应培训护士使用机械预防措施并且鼓励患者提高依从性。

减少VTE风险的其他措施包括避免脱水、早期手术、避免长时间手术、避免过度输血以及早期活动。早期活动是简单且有效的降低静脉血栓形成的方法，因为它增加血流量，防止凝块形成，对生理和心理健康有积极影响，并且没有出血并发症。简单的锻炼，比如行走、改变体位、小腿泵运动和深呼吸有助于防止静脉血流淤滞，应该进行主动和被动腿部运动来增加血流量。

2.肺部感染的预防

早期复健是预防肺炎的关键。另外肺扩张的技术（如深呼吸、肺活量测定）也可以降低肺部并发症的风险。除抗生素治疗外，还包括补液、高热量/高蛋白饮食、给予解热剂和支气管扩张剂、休息、低氧血症时的氧疗、监测呼吸状态和一般健康情况、鼓励咳痰和深呼吸。患者取半坐卧位，有利于呼吸，而经常变换体位可以促进肺部分泌物的排出。

3.泌尿道感染的预防

泌尿道感染是可预防的，早期识别感染能够使患者得到及时治疗和改善预后。早期活动是预防的关键，使患者能够保持自我护理和独立性，同时促进早期拔除导尿管。最重要的干预措施是预防措施。如果怀疑尿路感染，应送尿样进行微生物培养和分析，然后给予适当的抗生素治疗。在抗生素给药前，应拔除或更换留置的导尿管。应尽可能避免放置导尿管或在术后24~48h拔除。如果留置导尿管超过24h，则应记录原因，并应尽快拔除，然后监测患者是否有尿潴留或尿失禁。

4.便秘的预防

便秘的预防和治疗包括记录大便类型（如使用布里斯托大便分类法）和肠功能（如肠功能指数），维持良好的营养和补液状态，尽量减轻焦虑和保护患者的隐私。滥用泻药是不容忽视的问题。不同泻药的疗效没有显著差异，但治疗往往没有满足个体化需求。对于那些充分补液并摄入富含纤维素饮食的患者，泻药可能不是必需的（这些患者可能营养良好）。便秘的预防和治疗也可以通过便利的厕所设施、缩短禁食时间和鼓励锻炼/活动来辅助。有规律的如厕习惯（例如每2h一次），鼓励走动，不鼓励使用便盆，并以术后第二天（然后每隔2d）排便为目标，这些也有助于预防便秘，但每个患者的正常排便习惯会有所不同。

参考文献

[1]肖映平.全彩骨科手术护理[M].长沙：湖南科学技术出版社，2022.

[2]贾云洋，梁小芹，彭贵凌.积水潭医院老年髋部骨折护理[M].北京：北京科学技术出版社，2022.

[3]罗从风.胫骨平台骨折的治疗理念与临床应用[M].济南：山东科学技术出版社，2022.

[4]赵维彪.老年骨科围手术期综合治疗及管理[M].沈阳：辽宁科学技术出版社，2020.

[5]刘峰.临床骨外科诊疗实践[M].南昌：江西科学技术出版社，2019.

[6]王艳彬.临床骨外科诊治精要[M].北京：科学技术文献出版社，2019.

[7]周君.实用骨外科临床精要[M].北京：科学技术文献出版社，2019.

[8]李文强.现代骨外科手术治疗学[M].开封：河南大学出版社，2020.

[9]翁习生.骨科学[M].2版.北京：人民卫生出版社，2022.

[10]胡豇，郝鹏，张斌.骨科学教程[M].成都：四川大学出版社，2021.

[11]杨明礼，胡豇.创伤骨科学[M].成都：四川大学出版社，2020.

[12]周超编.临床骨科学[M].长春：吉林科学技术出版社，2020.

[13]邬波.老年骨折的合并症与并发症[M].沈阳：辽宁科学技术出版社，2019.